어깨통증 없는

건강한 세상을

기원합니다.

견우 드림 (충)

나는
어깨통증
없이 산다 2

건강다이제스트 社

어깨를 연구하고 치료한 임상 경험을 담았습니다!

〈나는 어깨통증 없이 산다〉를 처음 여러분들에게 소개한 것이 2015년입니다.

시간이 정말 빨리 흘러가는 것 같습니다. 책이 나온 지가 엊그제 같은데 2025년이면 벌써 10년입니다. 10년이면 강산도 변한다고 하지요? 10년 동안 어깨통증에 대한 인식과 치료법이 많이 바뀌면서 한방 치료도 나날이 발전하고 변해왔습니다. 이러한 시대적 흐름에 맞추어 〈나는 어깨통증 없이 산다2〉를 새로이 집필하게 되었습니다.

〈나는 어깨통증 없이 산다〉는 정의, 증상, 치료, 예방 중심의 내용인데 반해, 이번에 새로이 출간하는 〈나는 어깨통증 없이 산다2〉는 기존의 내용에 새로운 내용을 보충

하면서 치료 후기를 각색하여 추가해 더욱 실감나는 집 필을 하였습니다.

어깨가 아파서 인터넷에서 어깨한의원, 어깨병원을 검색해 보신 분이라면 견우한의원을 한 번 이상은 보셨을 것입니다. 그만큼 견우한의원이 어깨통증 분야에서 특화된 치료를 하고 있다는 것을 의미하며, 어깨통증으로 고생하는 환자분들이 나날이 증가하고 있다는 방증이기도 합니다.

최근 들어 컴퓨터, 스마트폰 사용자가 늘고 잘못된 자세로 장시간 앉아서 일하는 시간이 많아지면서 어깨통증을 호소하는 사람들이 많아지고 있습니다. 그래서 어깨한의원이나 어깨병원에 대한 수요도 많아지기 마련인데 어깨만 보는, 어깨를 집중 치료하는, 어깨에 특화된 한의원이나 병원이 많지 않은 것이 사실입니다.

그동안 저는 어깨 관련 논문 10편(SCI급 3편), 특허 1건, 책 4권을 발간(2024년 6월 1일 기준)하였는데 이번에 〈나는 어깨통증 없이 산다2〉가 세상에 나오게 되면 어깨통증 서적으로는 총 다섯 번째가 됩니다. 어깨를 연구하고 치료하는 견우의 치료 이념에 가장 부합하는 연구 실적이라 자평합니다.

이에 머무르지 않고 〈나는 근막통증증후군 없이 산다〉를 출간하려고 바쁘게 원고를 집필 중에 있습니다. 조금 더 철저하게 연구하고 고증해 현대적 관점과 더불어 한방의 치료 이념에 부합하는 좋은 책을 세상에 선보일 수 있도록 하겠습니다.

이 책을 읽으시는 모든 분들이 고통스럽고 힘든 어깨통증에서 하루 빨리 벗어나 행복하고 건강한 삶을 살아갈 수 있었으면 좋겠습니다.

마지막으로 저에게 든든한 힘이 되어주는 사랑하는 아내와 두 아들에게도 늘 감사하는 마음을 전합니다.

건강하세요~!

2024년 늦여름에
이효근

목 차

CHAPTER 01
욱신욱신 목통증
치료에서 예방까지

CHAPTER 02
뻐근한 어깨통증
치료에서 예방까지

CHAPTER 03
찌릿찌릿 팔통증
치료에서 예방까지

CHAPTER 04
시큰시큰 손통증
치료에서 예방까지

CHAPTER 01

욱신욱신 목통증
치료에서 예방까지

목디스크

일자목

흉곽출구증후군

턱관절장애

목디스크

만성적으로 목과 어깨가 아플 때 의심할 수 있는 병

"6년 전부터 목, 오른쪽 어깨, 팔이 아파서 정형외과를 다니다가 점점 심해져서 재작년에 결국 대학병원에 갔습니다. 목디스크 판정을 받고 수술을 했고요. 저림은 없어졌는데 통증은 더 심해지고 양쪽 날갯죽지가 계속 불편합니다.

수술 1년 뒤에 다시 검사했을 때는 인공관절도 자리를 잘 잡고 있으며, 문제가 없다고 했습니다. 그러나 그 이후 양팔에 근무력감이 와서 더는 어떻게 해야 할지 모르겠어요."

시무룩한 표정과 걱정을 가득 안고 내원한 서울 중랑구 망우동에 사는 50대 초반 가정주부의 사례입니다.

6년이라는 시간이 지난 상황, 인공관절 수술까지 진행했지만 여전히 불편하고 근무력감까지 생겨 손을 못 대고 있었다고 합니다.
조심스럽게 처음 증상과 수술, 치료 과정을 여쭈어 보았습니다. 대학병원에서 진단받았던 것처럼 환자분은 목디스크가 맞았고, 재수술은 이제 무섭고 마지막으로 한의학으로 회복하고 싶다는 의사를 표현하셨습니다.

오랜 기간 지속되어 온 고통과 목디스크 수술 때문에 그동안 환자분이 얼마나 힘드셨을까 걱정부터 되었습니다.

최근 들어 이 환자처럼 목과 어깨통증을 호소하면서 견우한의원을 찾는 환자분들이 늘고 있습니다.
목디스크는 외상으로 발생하는 경우를 제외하고는 대개 40~50대에 많이 발생하는 퇴행성 질환이지만 컴퓨터와 스마트폰을 장시간 잘못된 자세로 사용하는 사람들이 많아지면서 20~30대 젊은 층에서도 발병률이 증가하고 있습니다.

초기에 대응을 잘하면 아무런 문제없이 치료가 잘되지만, 치료하지 않고 방치하게 되면 목디스크로 발전하기도 합니다.

이 책을 보면서 목디스크가 의심되거나, 혹은 이미 목디스크 환자도 있을 것입니다. 수술보다 더 나은 방법을 찾고 있거나 수술을 한 이후에도 고통을 받고 있는 분들을 위해 목디스크에 대해 도움이 될 수 있는 방법을 알려드리고자 합니다.

앞서 소개한 환자분의 경우 처음 병원에서 목디스크 진단을 받았을 때는 '나이가 들어 퇴행성 질환으로 발생한 것이니 수술하면 금방 나을 수 있겠지.'하고 간단하게 생각했다고 합니다. 하지만 저림만 해결되었을 뿐 이전에 없던 증상들이 수술 이후에 나타났다고 합니다.

일상생활이 불편하고 집안일조차 제대로 할 수 없어 목디스크를 잘 고치는 한의원을 수소문하던 중에 견우한의원까지 오게 되었다고 했습니다. 재검사를 했을 때도 문제가 없다고 하니 환자분은 얼마나 마음이 답답했을까요?

그래서 본격적인 치료에 앞서 여러 환자분들이 잘 회복하신 사례들을 설명해 안심시켜 드렸습니다.

목디스크란?

목디스크는 경추의 뼈와 뼈 사이에서 충격 흡수, 완충, 보호, 체중 분산, 운동 기능 유지를 하는 추간판(일종의 물렁뼈로 쿠션 역할을 합니다)이 퇴행성 변화로 디스크에 수분 공급이 떨어지면서 정상적인 힘을 견디지 못해 퇴화하면서 이탈합니다.

경우에 따라서는 유전적 요인, 반복적으로 머리에 부하가 가해지는 잘못된 자세나 동작, 운동, 외상으로 변형되어 내부에 있는 수핵이 섬유륜을 빠져나와 신경근을 자극해 신경염이 생기면서 통증과 저림을 일으키는 증상입니다. 경추수핵탈출증, 경추추간판탈출증, 경추디스크 모두 목디스크와 같은 말입니다.

교통사고와 같은 갑작스런 외상으로 발생하는 경우를 제외하고는 대부분 잘못된 자세에 만성적으로 노출되면서 발생하는 퇴행성 질환입니다.

여기에 유전, 흡연, 술이나 과로, 스트레스, 과격한 운동,

불규칙한 생활습관 등이 더해지면서 증상이 발전하게 됩니다.

일상생활에서 장시간 반복적으로 고개를 숙이게 되면 4~5kg 정도 되는 머리가 앞으로 떨어지는 것을 막기 위해 목덜미 근육, 특히 승모근이 강하게 수축하면서 목디스크에 강한 압박이 가해지고 이로 인해서 목디스크가 발생하게 됩니다.
그래서 가급적 시선을 눈높이로 하는 것이 좋습니다.

경추 조직은 상대적으로 노화가 빨리 오는데 20대부터 온다고 알려져 있으나 최근에는 컴퓨터와 스마트폰을 장시간 사용하는 사람들이 많아지면서 10대 중·후반만 되

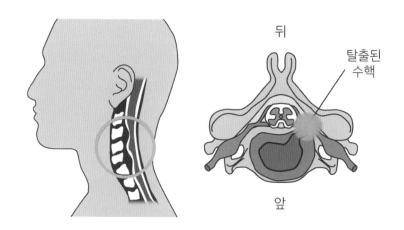

어도 퇴행성 변화가 온다고 합니다.

40~50대뿐만이 아닌 10~20대들도 목디스크를 예방할 필요가 있습니다.

다양한 연령대의 환자분들 또는 보호자들이 이 글을 보고 계실 거라는 생각이 듭니다. 다음에 제시한 의심 증상들을 통해 목디스크 증상과 유사한지 확인해 보면 좋을 듯합니다.

혹시 나도? 목디스크 의심 증상

□ 목과 목덜미에 정확한 위치를 알 수 없는 뻐근함과 통증이 느껴진다.

□ 삼각근 부위를 지나 차츰 손가락 끝이 저리는 증상이 있다. (손저림을 호소할 정도가 되면 목디스크가 이미 상당 부분 진행된 경우에 해당합니다.)

□ 목덜미가 뻣뻣하고 팔의 마비, 만성 피로, 만성 두통, 고혈압, 집중력 저하, 안구건조, 어지러움과 같은 신체적인 증상이 느껴진다.

□ 위 증상들과 함께 업무 능력 및 일상생활에 불편함이 느껴진다.

그 외에 디스크가 신경을 누르면서 감각이 무뎌지고 손발의 운동 기능도 약해질 수 있습니다. 해당되는 증상이 지속적으로 반복된다면 빠른 치료를 권장해 드립니다.

목디스크 증상이 다양한 이유는 디스크가 어디를 누르냐에 따라 증상이 달라지기 때문입니다. 예를 들어 디스크 3, 4번을 누르면 목과 어깨가 저리고 디스크 5, 6, 7번을 누르면 팔과 손까지 아프고 저림 증상이 생기게 됩니다.

여러 증상이 있는 만큼 증상에 따라 정확한 치료와 초기 대응이 중요합니다. 환자분께 목디스크에 관해 차분히 설명해 드리니, 전에 수술 받았던 병원보다 더 자세히 알려주어 안심이 되고 꾸준하게 치료를 받아보고 싶다고 말씀해 주셨습니다.

"환자분, 치료를 받으시는 동안 최선을 다해 도와드릴 겁니다. 대신에 제가 알려드리는 주의사항을 꼭 지키기로 약속해 주세요."

치료도 중요하지만 주의사항도 잘 지켜야 빠른 회복이 가능합니다. 목디스크 진단을 받은 환자분들도 다음에 소개하는 주의사항을 잘 지키면 도움이 될 것입니다.

목디스크… 예방·치료하는 생활 수칙

1 충분한 수면과 휴식을 취한다.

2 술과 담배를 피한다.

3 높은 베개를 조심한다.

4 가급적 시선을 눈높이로 유지하고, 장시간 내려보는 자세(스마트폰, 컴퓨터 등)를 피한다.

5 과체중을 피한다.

6 엎드리거나 누워서, 돌아누워서, 혹은 화장실에서 책이나 스마트폰, 신문을 보지 않는다.

7 무거운 물건을 들거나 힘쓰는 일을 조심한다.

8 버스나 지하철에서 고개를 숙이고 자지 않는다.

9 목을 좌우로 돌리거나 우두둑하면서 꺾지 않는다.

목디스크 환자에게 적용한 치료 방법은 다음과 같습니다.

1 환자의 증상에 맞는 스트레칭을 하고

2 목과 어깨 주변 근육을 풀어주면서

3 통증을 줄여주면서 관절 기능의 안정화를 유도하고

4 원기를 끌어올려 경추 근육과 인대를 강화하고

5 경추 관절의 바른 정렬을 도와주면서

6 막힌 기혈 순환을 도와 목디스크의 정상화를 도와주면 됩니다.

환자분에게 맞는 치료 방법을 찾았으니 이번 기회에 건강한 일상을 되찾아 드리기로 약속했습니다.

목디스크 수술 이후 재발은 한의학 치료를 통해서 건강한 일상으로 돌아갈 수 있습니다. 환자분도 치료 기간 동안 꾸준하게 내원하면서 주의사항을 철저히 따르고 이전과는 사뭇 달라진 모습을 보여주셨습니다. 통증과 불편함이 줄어 일상생활이 회복됨을 느끼고, 마음에도 안정이 찾아와 만족스럽다는 말씀을 해주셨습니다.

이 환자분처럼 많은 검사와 치료 그리고 수술에 지친 분들이 더러 계실 것입니다. **치료 방법이 없다는 책임감 없는 말은 하지 않겠습니다. 용기를 내어 내원해주시는 한 분 한 분을 위해 최선을 다해 치료에 임하고 회복할 수 있게 노력하겠습니다.**

일자목

잘못된 자세가 만성화되면서 생기는 증후군

"3~4년 전부터 목과 양어깨에 통증이 있고, 자주 뻐근하고 결리는 느낌이 있었습니다. 2년 전에 정형외과에 갔었는데 X-ray 검사상 일자목 진단을 받았고 도수 치료를 시작했는데 치료를 받으면 조금 덜하다가 다시 아프기를 반복합니다. 오랫동안 치료를 받았는데도 호전이 없고 최근에는 머리도 너무 아파서 잠도 못 자고 힘듭니다."

일자목 진단을 받고 내원한 서울 용산구 이태원에서 근무하는 40대 초반 여성 공무원 환자분의 사례입니다.

4년 전에 목과 양어깨의 통증을 처음 느꼈을 때는 '컴퓨터 앞에서 오랫동안 앉아서 근무하다 보니 근육이 많이 뭉쳤나?'하고 생각을 했다고 합니다. 하지만 시간이 지날수록 통증은 심해지고 몇 년간 도수치료까지 받아왔으나 호전이 없는 상태라고 했습니다.
많은 고민과 고통이 있었을 거라고 생각했습니다. 여전히 공무원 일을 해야 하는 상황인데 잠도 못 자고 머리까지 아프니 너무 답답하고 힘들다고 호소하셨습니다.

환자분은 더 이상 정형외과 치료는 받고 싶지 않다고 말씀하셨고, 마지막이라는 생각으로 내원했다고 했습니다. 인터넷 검색도 해보고 주변에 수소문도 하여 한방 치료가 도움이 될 수 있겠다는 생각을 했다고 합니다. '어떻게 하면 환자분이 고통에서 빨리 벗어날 수 있을까?' 대화를 나누는 내내 고민하고 또 고민했습니다.

"사실 너무 오랫동안 치료를 받아와서 몸도 마음도 너무 지쳤습니다. 조금이라도 나아졌으면 하는 마음에 병원도 열심히 다녔는데, 병원과 제 몸에 배신감이 느껴졌어요. 한의원도 큰 기대를 가지고 온 건 아니지만 그래도 견우 한의원은 목과 어깨통증에서 회복한 환자들이 많다고 해서 왔어요. 잠이라도 푹 자보고 싶습니다."

환자분 스스로 몸과 마음이 많이 지친 것 같다고 말씀해 주셨을 때 마음이 너무 아팠습니다. 지난 몇 년간 열심히 치료도 받아왔으나 이제는 배신감마저 느껴진다고 하셨는데요. 일자목에 대한 치료도 중요하지만 환자분의 마음에 대한 치유도 필요해 보였습니다. 다시 병원에 대한 믿음이 생길 수 있도록 도와드려야겠다고 생각했습니다.

일자목이란?

많은 현대인들이 고개를 숙인 구부정한 자세로 장시간 스마트폰을 하거나 컴퓨터를 하면서 많은 시간을 보내고 있습니다. 그러다 보면 목과 어깨에 문제가 생기기 마련인데 그렇게 해서 생기는 생활습관병 중 하나가 바로 일자목(펴진목)입니다.

일자목이란 경추의 정상적인 C자형 구조가 잘못된 자세

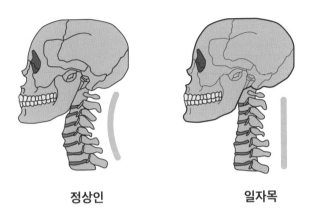

정상인   일자목

등에 장시간 반복적으로 노출되면서 일자 형태로 변형돼 생기는 체형 불균형 증상을 말합니다.

노트북이나 스마트폰을 하는 사람들이 흔히 취하는 구부정한 자세 혹은 내려보는 자세가 일자목의 가장 흔한 원인입니다.
여기에 술이나 과로, 스트레스, 불규칙한 생활습관 등이 더해지면서 증상이 더욱 발전하게 됩니다.

환자분의 경우 길게는 8시간 이상씩 컴퓨터 앞에서 일을 하는데, 고개를 숙인 구부정한 자세로 있다 보니 이 부분이 원인이 될 수 있다고 말씀드렸습니다. 컴퓨터뿐만 아니라 퇴근 후에는 잘못된 자세로 장시간 스마트폰을 사용해 왔기에 더 악화되었을 가능성이 있다고 알려드렸습니다. 아울러 바른 자세의 중요성을 말씀드렸습니다.

일자목에 대한 자세한 설명과 함께 원인 분석 및 관리에 대해 말씀해 드리니 이전에 치료를 받았던 병원보다 신뢰가 간다고 하셨습니다. 어떤 환자분을 치료해도 해당 질환에 대해서는 정확하게 설명해 드리고 시간이 길어지더라도 납득할 수 있게 도와드리려고 합니다.

일자목은 어깨와 목의 통증, 목덜미 뻣뻣함(항강)을 시작으로 해서 만성피로, 눈 충혈이나 눈 피로, 수면장애, 두통이나 편두통, 고혈압, 어지러움, 양어깨 높낮이의 차이, 안면근육 떨림, 턱관절장애와 같은 신체적인 증상을 유발해 업무 능력 및 기억력, 집중력 저하를 야기합니다.
목이 답답하다, 먹먹하다, 뭔가 꽉 들어찬 느낌이라 확 뚫어버리고 싶다는 표현을 하기도 합니다.

'혹시 나도 일자목이 아닐까?' 고민된다면 다음 증상을 체크해 보면 좋을 듯합니다.

혹시 나도? 일자목 의심 증상

☐ 똑바로 선 상태에서 귀 중간 지점을 기준으로 아래로 가상
  의 선을 그렸을 때 어깨 중간 지점보다 앞쪽으로 나와 있다.

☐ 목과 어깨가 자주 뻐근하고 결린다.

☐ 두통과 어지러움이 있다.

☐ 만성피로를 느낀다.

☐ 눈 충혈, 눈 피로가 자주 생긴다.

☐ 등이 구부정하다.

※ 해당 증상들이 지속되거나 반복된다면 일자목을 의심해 볼 수 있으며, 올바
른 치료 방법을 찾아 빠르게 치료를 받아보는 게 좋습니다.

일자목… 예방·치료하는 생활 수칙

치료도 중요하지만 일상생활에서의 주의사항도 잘 지켜
야 빠른 회복이 가능합니다. 환자분뿐만이 아니라 이미
일자목 진단을 받은 분들도 다음 주의사항을 참고하면
도움이 될 것입니다.

1 충분한 수면과 휴식을 취한다.

2 높은 베개 사용을 조심한다.

3 가급적 시선을 눈높이로 유지하고, 장시간 내려보는 자세(스마

트폰, 컴퓨터 등)를 피한다.

4 엎드리거나 누워서, 돌아누워서, 혹은 화장실에서 책이나 스마
트폰을 보지 않는다.

5 버스나 지하철에서 고개를 숙이고 자지 않는다.

6 책상에서 엎드려 자지 않는다.

7 목이 뻐근하고 결린다고 해서 목을 무리하게 좌우로 돌리거나
우두둑 소리를 내면서 꺾지 않는다.

8 알맞은 높이의 베개를 베고 잔다. 일부에서는 편하다고 하면서
베개를 베지 않고 자는 경우도 있는데 그렇게 되면 일자목이 가
속화된다.

9 장시간 고정된 자세로 일하는 경우 중간중간 자세를 바꿔준다.

**일자목, 일자허리라면 골프, 탁구, 테니스 같은 편측 회전
운동을 조심하는 게 좋습니다. 편측 회전운동을 통해 경
추나 요추 주변의 근육은 풀릴지 모르지만 경추나 허리
디스크를 유발하거나 악화시킬 수 있는 원인이 될 수 있
습니다.**

일자목이 있다고 해서 모든 사람들이 증상을 느끼는 것
은 아닙니다. 일자목이 있더라도 별다른 불편함을 모른
다면 즉각적인 치료 대상이 되지는 않습니다. 다만 앞으

로 체계적인 관리를 잘하지 않으면 일자목으로 인해 고통을 받을 가능성이 높기에 일정 기간 추적 관찰이 필요합니다.

환자분께 주의사항에 관해 설명해 드리니 이제부터라도 생활습관을 고치고 주의사항을 잘 실천해야겠다고 말씀해 주셨습니다. 환자분이 견우한의원에 대해 한 발짝 더 마음을 열어주신 것 같아 기쁘고 감사했습니다.

환자분에게 적용한 일자목 치료 방법은 다음과 같습니다.

1 증상에 맞는 스트레칭을 하면서
2 목과 어깨 주변 근육을 풀어주고
3 관절 기능의 안정화를 유도하며
4 원기를 끌어올려 경추와 주변 조직을 강화하고
5 목과 어깨의 정렬을 바로잡아 주면서
6 기혈 순환을 도와 경추를 정상화시키면 괴로움과 고통에서 벗어날 수 있습니다.

"원장님, 이제는 잠도 잘 자고 통증도 거의 없어요. 그렇게 심했던 두통도 싹 사라져서 너무 행복합니다. 진작 견우한의원에 올걸 그랬어요. 늘 제 이야기도 잘 들어주시고 열심히 치료해 주셔서 감사합니다!"

처음 내원했을 때보다 밝아진 표정과 고통에서 벗어난 모습을 보여주셔서 주치의로서 보람을 느끼고 믿어주신 환자분께 감사하는 마음이 들었습니다.

앞으로도 고통을 받고 있는 환자분들이 견우한의원을 통해 건강한 일상을 되찾았으면 좋겠습니다. 한의학이 아니더라도 더 좋은 치료 방법은 없는지 함께 고민하고 도움을 드리고 싶습니다.

흉곽출구증후군

손저림이 있지만 목디스크는 아닐 때
의심해 봐야 하는 증후군

"2년 전부터 오른쪽 목, 어깨, 등, 팔, 손 전부에 통증이 있었어요. 여러 대학병원을 다녔는데 한 병원에서는 MRI상 흉곽출구증후군이라고 하더라고요. 다른 병원에서는 복합부위통증이라고 하고, 또 다른 병원에서는 레이노증후군, 경화증 등 갈 때마다 여러 증후군을 얘기하니 정말 미쳐버릴 것 같았어요. 도대체 내가 어떤 병을 앓고 있으며, 제대로 치료받고 있는 게 맞는지조차 의심이 되기 시작했어요. 자고 일어나면 온몸이 두드려 맞은 것처럼 아팠고요. 선생님, 저 나을 수는 있는 거죠?"

몸도 약한 편인데 예전에는 디자이너로 근무하면서 야근을 밥 먹듯이 자주 하셨다고 합니다.

흉곽출구증후군으로 서울 강동구 고덕동에서 내원해 주신 30대 초반 가정주부 환자분의 사례입니다.

환자분의 경우 호소하는 증상이나 roos test가 양성반응인 걸로 볼 때 흉곽출구증후군이 강하게 의심되었습니다. **흉곽출구증후군은 대부분 습관화된 잘못된 자세와 많은 관련이 있습니다. 전체 인구의 2%가 앓고 있을 정도로 비교적 흔한 증후군입니다. 심해질 경우 무감각, 부종, 냉감, 변색, 근력 약화가 발생할 정도로 고통스러울 수 있습니다.**

이미 유명한 대학병원은 다 다녀봤지만 몸은 점점 고통스러워지는 상황에서 마음은 얼마나 지쳤을까요? 이 글을 읽고 계신 환자분, 보호자들도 같은 고통과 고민을 가지고 계실 거란 생각이 듭니다. 온몸이 두들겨 맞은 것처럼 아픈 고통을 견디며 2년 동안 어떤 마음으로 버텼을지 걱정부터 들었습니다.

이런 고통에 조금이나마 도움이 되고자 18년 넘게 치료해 온 경험을 바탕으로 '흉곽출구증후군'에 관해 설명해 드릴 테니 꼭 도움이 되기를 바랍니다.

흉곽출구증후군은 목디스크와 감별을 요하는 증후군입니다. 2년 전부터 통증이 시작되어 지금은 자고 일어날 때마다 고통스럽다고 하셨습니다.

"처음에는 계속 앉아서 늦은 시간까지 일을 하니까 근육이 뭉친 건가 싶기도 하고, 컴퓨터를 오래 해서 목디스크가 왔나 생각도 했습니다. 근데 이게 2년이 지나도록 낫지 않고 더 심해지니 일하기도 힘들고 이제는 아침에 일어나는 것조차 고통이네요. 아침이 무서워요."

이미 대학병원에서 진행한 여러 검사와 치료들로 마음까지 지친 상황! 마지막이라고 생각하고 용기를 내어 견우한의원에 내원했다고 하셨습니다.

흉곽출구증후군이란?

흉곽출구증후군은 목에서 팔로 가는 신경과 혈관이 비정상적으로 압박되면서(눌리면서) 통증, 저림, 부종, 냉감, 무감각 등이 나타나는 증후군을 말합니다. 가슴문증후군이

라고도 합니다.

위치에 따라서 전사각근증후군, 경늑골증후군, 늑쇄증후군, 과외전증후군 등으로 나눌 수 있습니다.

이 환자분처럼 습관화된 잘못된 자세와 깊은 관련이 있으며, 일부에서 사각근이 굵거나 1번 늑골과 사각근 사이가 좁은 선천성 또는 교통사고나 늑골 골절과 같은 외상과도 관련이 있습니다.

특히 장시간 고정된 자세를 취해 목과 어깨에 부담을 주는 경우에 발생하기 쉽습니다. 주로 교사, 치과의사, 군인, 수영선수, 운전기사, IT관련 종사자, 콜센터 상담원,

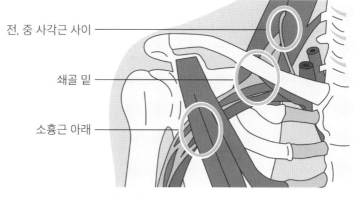

전, 중 사각근 사이

쇄골 밑

소흉근 아래

[흉곽출구증후군의 위치]

생산라인 노동자나 팔을 오래 들고 일하는 직업군에서 발생하기 쉽습니다.

같은 자세와 행동이 지속되는 직업군을 가진 사람이 걸리기 쉽다고 보면 됩니다.

일부에서는 교통사고 후유증으로 발병하기도 합니다. 예를 들어 추돌사고가 벌어졌을 때 목이 앞뒤로 휘청하면 전사각근 일부가 손상되고 근육의 섬유화가 발생하면서 근육이 딱딱해져 신경을 누르면서 발생하기도 합니다.

혹시 나도? 흉곽출구증후군 의심 증상

'혹시 나도 흉곽출구증후군은 아닐까?' 의심이 든다면 다음 증상을 참고해 보면 좋을 듯합니다.

□ 팔이 전체적으로 무겁다고 느껴지고 저리면서 팔의 내측과 4,5지 손가락을 따라서 저리거나 이상 감각이 느껴진다.

□ 근육 위축, 무감각, 부종, 냉감, 변색, 근력 약화가 발생했다.

□ 팔을 들어 올려 팔꿈치를 구부리고 90도를 유지한 상태에서 반복적으로 주먹을 쥐었다 폈다 동작을 3분 이상 했을 경우에는 정상이지만 팔통증, 팔피로로 인해 이 동작을 3분 동안 할 수 없다.

흉곽출구증후군은 영상검사로도 확인이 되지 않기 때문에 진단 과정에서 환자의 증상이 매우 중요합니다.

다행히 환자분은 모 대학병원에서 내린 진단명과 한의원에서의 진단명이 일치하여 이번에는 치료가 잘될 수 있겠다는 생각을 하셨다고 합니다. 그래도 불안한 마음이 느껴지고, 치료에 대한 걱정과 의구심을 가지고 계셨습니다.

치료뿐만이 아니라 환자분이 안심하실 수 있게 일상생활에서도 신경 써야 하는 주의사항들을 함께 자세히 설명해 드렸습니다. 치료도 중요하지만 환자분의 심리적인 부분을 먼저 헤아리는 것 또한 중요하다고 생각합니다.

이 환자에게 적용한 치료 방법은 다음과 같습니다.

1 흉곽출구 주변의 압박 요인으로 작용할 수 있는 근육을 풀어주고
2 바른 자세를 유지하며
3 일상에서의 주의사항을 잘 지키고
4 흉곽출구 주변의 기혈 순환을 촉진하면서
5 경추의 바른 정렬을 도와주고
6 원기를 끌어올려 흉곽출구의 정상화를 도와주면 치료가 충분히 가능하며, 괴로움과 고통에서 벗어날 수 있습니다.

흉곽출구증후군… 예방·치료하는 생활 수칙

흉곽출구증후군으로 고민인 사람들은 다음의 주의사항을 참고하면 좋을 듯합니다.

1 충분한 수면과 휴식을 취한다.

2 과음과 과로를 피한다.

3 시선을 눈높이로 한다.

4 가급적 스트레스를 줄인다.

5 무거운 가방 또는 물건을 들거나, 팔을 오랫동안 올리거나 힘쓰는 일을 삼가는 것이 좋다.

6 장시간 내려보는 자세를 피한다.

7 고정된 자세로 일하는 경우 중간중간에 자세를 바꾸어주며 스트레칭을 하는 것도 좋다.

차분하게 설명을 드리니 환자분의 치료 의지가 강해졌다는 걸 느낄 수 있었습니다. 실제 치료를 진행하는 동안에도 적극적으로 치료에 임하고 확신을 가져주셔서 증상이 좋아지고 환자분의 마음 또한 치유되는 것이 보였습니다.

"원장님, 처음 한의원에 왔을 때는 진짜 마지막이라고 생각하고 왔었어요. 사실 큰 병원에서도 나아지는 게 없었는데 견우한의원은 가능할까 의심도 했었거든요. 지금 다 나은 건 아니지만 점점 좋아지고 있다는 게 온몸으로 느껴집니다. 이렇게 빨리 회복될 줄은 꿈에도 몰랐어요. 정말 감사합니다."

정확한 치료도 중요하지만, 치료 과정에서 환자분의 의지와 믿음도 정말 중요합니다.

이처럼 멀리서도 열심히 치료하러 오는 환자분도 정말 많습니다. 믿음과 신뢰를 갖고 치료에 임해주는 모습에 늘 감사하는 마음을 가지고 있습니다.

흉곽출구증후군에 대해 치료 경험이 풍부하고 진정성 있는 주치의를 만나 도움을 받는다면 말 못 할 고통에서 벗어나 건강한 일상생활을 되찾는 것도 얼마든지 가능합니다.

언제나 환자분들의 빠른 회복과 건강을 기원합니다.

턱관절장애

턱에서 소리가 나고 통증이 생기는 병

"3년 전부터 오른쪽 턱에서 소리가 나고 음식을 먹을 때마다 불편하고 신경이 쓰입니다. 통증도 있고 특히 술을 마시고 나면 더 심해져요. 스트레스를 받는 것처럼 신경을 쓰는 일이 생기면 이상하게 턱이 더 아프네요.

처음에는 턱만 아프다가 요즘 들어서 목과 어깨도 뻐근하고 결리는 느낌이에요. '나이가 들어서 그런가?' 하고 그냥 두었는데 요즘은 음식 한 번 먹기가 너무 힘이 듭니다."

턱에서 소리가 나고 통증이 느껴져 내원한 서울 영등포구 여의도에 사는 40대 초반 가정주부인 환자분의 사례입니다.

처음에는 가벼운 통증과 소리로 시작되어 치료를 받지 않았지만 3년이 지난 지금은 턱뿐만 아니라 목과 어깨, 허리 등 다양한 부분에 통증이 느껴지기 시작했다고 합니다.

"좀 당황스러웠어요. 턱이 아팠던 거고, 3년 동안 사고가 있었던 것도 아니고, 가벼운 외상도 없었어요. 근데 이렇게 온몸이 다 아플 수가 있나요?"

통증도 통증이지만 너무나 당황스러웠다고 했습니다. 며칠 약을 먹으면 낫겠지 하고 진통제도 먹어보고 음식을 씹을 때도 아프지 않은 쪽으로 씹어도 보았다고 합니다. 하지만 증상은 더 심해지니 얼마나 당황스럽고 힘드셨을까요?

턱관절이 아픈데 온몸이 아픈 것도 이해가 되지 않았고, 아픈 지 3년이나 됐는데 치료가 가능한지 의문도 품고 계셨습니다. 당연히 그렇게 느낄 수 있는 문제라고 생각했습니다.

턱관절장애에 대해 고민하는 환자분들 또는 보호자들을 위해 조금이나마 도움이 되고 싶어 주의사항과 치료 방법, 관련 사례에 대해 설명해 드리려고 합니다.

환자분께 맞는 치료를 정하기 전에 턱관절장애와 관련하여 평소 식습관이나 생활습관에 관하여 여쭈어 보았습니다.

환자분의 경우 평소 옆으로 돌아누워서 휴대폰 사용을 오랫동안 하고 잠드는 경우가 많았으며, 어려서부터 병뚜껑을 치아로 자주 돌려서 따고, 오징어를 즐겨 먹었다고 합니다. 턱관절장애의 원인이 될 수 있는 생활 패턴이었습니다.

턱관절장애란?

턱관절은 좌우 양측에 관절이 따로 있는, 인체에서 유일한 양측성 관절입니다. 대개 관절은 제자리에서 한 방향으로 움직이는 게 일반적이지만 턱관절 운동은 아래턱이 턱관절을 중심으로 회전하는 회전운동과 아래턱이 관절

융기 위에서 앞으로 미끄러지는 활주운동으로 이루어져 있습니다.

턱관절은 **기능 중심의 관절이다 보니 체중을 받치는 관절들과는 배열 자체가 달라 관절 조직이 치밀하지 않고 공간이 많습니다. 다른 관절처럼 운동을 많이 한다고 해서 튼튼해지는 것이 아니라 많이 움직일수록 손상받기 쉬운 특징이 있습니다.**

턱관절장애는 악관절장애라고도 하며, 입을 벌리거나 다물 때 장애가 생겨 통증이 있으면서 소리가 나는 질환입니다. 갑자기 또는 처음부터 턱관절이 장애를 일으키는 경우는 별로 없다 보니 환자 스스로도 턱관절에 근본적인 문제가 있을 거라고 생각하는 경우가 드뭅니다. 그러다 보니 초기에 턱관절 치료를 등한시하는 경우가 많습니다.

턱관절장애는 관절 사이에 있는 디스크가 제 위치를 벗어나거나, 턱관절에 염증이 생기거나, 턱관절을 움직이는 저작근이 뭉쳐서 발생합니다.
초기에는 큰 불편함 없이 '딱, 뚝, 으드득'하는 소리 정도만 짧게 나는 경우가 많으나, 턱관절 증상이 오래되거나 심해지면 턱관절이 신경과 혈관을 건드려 통증이 생기고, 목통증과 어깨통증, 불면증, 두통, 편두통, 집중력이나 기억력 장애, 눈 충혈이나 눈 피로, 안면 감각 이상, 하품, 소화불량 등이 생길 수 있습니다.

또한, 입을 열고 닫을 때 턱관절 디스크나 연골이 마찰로 손상되면서 '사각사각' 하는 소리가 나거나, Z자 형태로 움직이거나, 입이 잘 벌어지지 않을 수도 있습니다.

성인의 경우 검지, 중지, 약지 손가락을 구부린 뒤 입으로 넣을 때 들어가는 것이 정상이지만 턱관절장애가 있을 때는 턱을 조금 벌려도 소리가 나는데 이 경우가 턱관절장애 초기에 해당하고, 크게 벌렸을 때 소리가 나면 후기일 가능성이 높습니다.

환자분께 턱관절장애의 원인과 증상에 대해 설명해 드리니 외상없이도 충분히 생길 수 있다는 점을 수긍하셨습니다. 치료도 중요하지만 먼저 환자분께 병에 대해서 정확히 설명해 드리는 것이 중요하다고 생각합니다.

턱관절장애의 원인은 다양합니다. 잘못된 습관, 심리적 요인(스트레스, 신경과민, 불안, 우울 등), **부정교합으로 인한 교**

합 부조화, 상해와 같은 안면외상, 류머티즘 관절염, 강직
성 척추염 등이 있습니다.

턱관절에 무리를 주는 잘못된 습관도 원인이 될 수 있습
니다. 오징어나 육포처럼 단단하고 질긴 음식을 자주 먹
거나, 이를 갈면서 자거나, 자주 이를 꽉 깨물거나, 음식
을 먹을 때 한쪽으로 주로 씹는 편측 저작을 하거나, 턱을
괴거나, 돌아누워서 혹은 엎드려서 자거나, 하품 등을 하
면서 입을 너무 크게 벌리는 행위 등이 발병 원인이 될 수
있습니다. 턱관절장애로 고생하는 분이라면 이러한 습관
을 주의해야 할 필요가 있습니다.

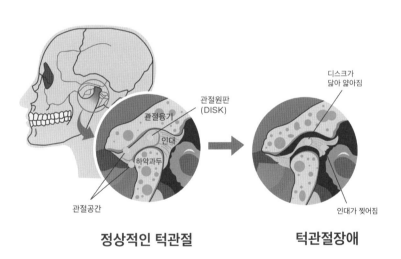

정상적인 턱관절   **턱관절장애**

혹시 딱딱한 음식을 먹을 때 혹은 부피가 큰 음식을 먹을 때, 심한 경우에는 음식을 먹기 위해 입을 벌리거나 씹을 때 턱관절이 아프거나 소리가 난다면 턱관절장애의 가능성이 있으므로 상담을 받아보는 것이 좋습니다.

턱관절장애는 제때에 치료하지 않으면 턱관절뿐만 아니라 주변 근육이나 뼈에 구조적 변형을 유발할 수도 있습니다. 치료를 할 때는 턱관절뿐만 아니라 턱 주변의 목과 어깨를 모두 살피는 치료가 병행되어야 재발을 막을 수 있습니다.

특히 아래턱은 목이나 어깨 주변 근육과 밀접한 관계가 있습니다. 그래서 아래턱 구조에 이상이 생기면 머리 중심이 흐트러지고, 이를 보상하기 위해 목과 어깨 주변의 근육들이 더 긴장하게 됩니다. 이는 목과 어깨 주변의 만성적인 뭉침이나 결림, 통증으로 나타나기 쉽습니다.

경추에 문제가 생겨도 턱에 영향을 줄 수 있습니다. 턱관절은 경추 1, 2번에 운동의 중심을 의존하므로 경추에 문제가 생기면 턱관절에 문제가 생기게 됩니다.
경추와 턱관절은 매우 밀접한 영향을 주고받기 때문에

턱관절을 치료할 때는 경추에도 문제가 없는지 세심히 관찰할 필요가 있습니다.

환자분처럼 목결림, 어깨결림 등을 동반한 상태에서 턱관절로 내원한 환자분들의 특성을 살펴보면 다음과 같은 증상을 많이 호소합니다.

1 목과 어깨가 자주 결리고 뻐근하다.
2 만성적인 두통이나 편두통에 시달린다.
3 눈이 자주 피로하거나 충혈이 된다.
4 집중력과 기억력이 떨어진다.
5 수면장애가 있다.

턱관절장애는 초기에 적극적으로 치료해야 합니다. 조기 발견이 어렵다 보니 심각한 구조적 변화를 야기해 심각한 장애를 줄 수 있기 때문입니다.

혹시 나도? 턱관절장애 의심 증상

'혹시 나도 턱관절장애가 아닐까?' 의심이 든다면 다음 증상을 체크해 보면 좋을 듯합니다.

☐ 입을 벌릴 때 턱관절 주변에서 '딱딱' 하는 소리가 들린다.

☐ 입을 벌리기가 점점 힘들다.

☐ 입을 벌렸을 때 검지, 중지, 약지를 합한 길이만큼 벌어지지 않는다.

☐ 입을 벌리거나 다물 때 입이 지그재그로 움직인다.

※이상의 증상들이 지속된다면 턱관절장애를 의심해 볼 수 있습니다.

환자분에게는 생활습관에서 주의할 점들이 필요해 보여 자세하게 설명해 드렸습니다. 치료도 중요하지만 생활습관이 원인이 되었기에 조금 더 신경을 쓸 필요가 있어 보였습니다.

턱관절장애… 예방·치료하는 생활 수칙

턱관절장애를 치료 중이라면 다음의 주의사항을 참고하면 도움이 될 것입니다.

1 엎드리거나 누워서, 돌아누워서, 또는 화장실에서 휴대폰이나

책을 보지 않는다.

2 턱관절 소리나 통증을 유발하는(입 크게 벌리기) 확인 동작을 하지 않는다.

3 술을 마시지 않는다.

4 아픈 곳을 누르거나 마사지하지 않는다.

5 부피가 크거나 딱딱한 음식(육포, 오징어 등)을 피한다.

오징어를 즐겨 드시던 환자분도 턱관절장애에 대해 알고 난 후 치료 기간 동안 조심하겠다고 약속하셨습니다. 평소 심각하게 여기지 않았던 턱관절장애에 대해 자세히 알게 되니 심각성도 알게 되고 견우한의원에 대한 신뢰도 생겼다고 말씀해 주셨습니다.

올바른 치료와 환자분의 이해를 돕기 위해 시간이 걸리더라도 해당 병에 대해서는 정확하고 자세하게 알려드리려고 노력합니다.

환자분께 진행했던 치료 방법은 다음과 같습니다.

1 턱, 목, 어깨 주변 근육을 풀어주면서 기혈 순환을 도와주고

2 시선을 가급적 눈높이로 하는 바른 자세를 취하며

3 주의사항을 잘 따라하고

4 원기를 끌어올려 치료와 재발을 방지하며

5 그 외에 자세교정, 행동교정 등의 치료를 병행하여 진행하였습니다.

견우한의원에서는 턱관절장애에만 집중하여 턱만을 치료하지 않고, 자세교정과 행동교정, 생활교정 및 목과 어깨결림 치료들을 통합적으로 관리하고 있는데 각각을 살펴보면 다음과 같습니다.

자세 교정 ┃ 턱을 받치거나 내밀지 않기, 엎드려 자거나 한쪽으로 자지 않기 등

행동 교정 ┃ 수면 시 이를 갈지 않기, 한쪽으로 씹지 않기, 이를 악물지 않기(입을 다물 때 윗니와 아랫니가 2~3mm는 떨어지도록 하기) 등

생활 교정 ┃ 입이 아닌 코로 숨쉬기, 사탕이나 호두 같은 딱딱한 음식 줄이기, 햄버거나 쌈처럼 부피가 큰 음식 피하기, 오징어와 같이 질긴 음식 장시간 씹지 않기, 하품 크게 하지 않기, 카페인 함유 식품 줄이기, 부정교합과 사랑니 치료, 목과 어깨 사이에 휴대폰을 낀 채 사용하지 않기, 정신적 긴장 줄이기(스트레스), 무거운 물건 들지 않기, 손톱을 물어뜯거나 빨지 않기, 허리를 펴고 바로 앉기 등

운동 치료 ┃ 혀를 위 앞니 안쪽에 가볍게 대고, 혀가 이에서 떨어지지 않을 정도로만 최대한 입을 벌려 6초 동안 유지하는 운동을 하루에 6번 반복

추가로 아픈 허리도 함께 치료해 드렸습니다. 허리통증 같은 경우 가급적 내려보지 말고, 무겁거나 힘쓰는 일을 조심하며, 허리 돌리기 등을 조심하고, 중간중간 허리를 뒤로 넘겨주는 맥켄지 신전법을 하며, 다리를 꼬지 않는 것이 좋다고 알려드렸습니다.

"원장님과 치료하는 동안 잘못된 습관도 많이 고쳤고, 이 제는 통증도 없어서 너무 행복합니다. 예전에는 턱관절 수술을 해야 하나 걱정도 많이 했는데 치료 열심히 하고 생활습관도 바꾸니까 이렇게 금방 낫네요. 주변에서 어 디 아프다고 하면 견우한의원에 가라고 소개할게요. 정 말 감사합니다."

환자분이 턱관절 통증이 사라져 날아갈 것 같이 행복하 다는 말씀을 해주셨을 때의 기분을 잊지 못합니다. 환자 분의 병뿐만 아니라 좋지 않았던 생활습관도 바꾸어 드 릴 수 있어서 기뻤습니다. 우울한 표정으로 내원하셨지 만 견우한의원 문밖을 나갈 때엔 행복한 미소를 지어주 셔서 감사했습니다.

CHAPTER 02

뻐근한 어깨통증
치료에서 예방까지

오십견

어깨회전근개파열

어깨석회성건염

어깨충돌증후군

극상근건염

견쇄관절염

근막통증증후군

어깨관절와순파열

오십견

극심한 어깨통증과 가동범위 제한을
특징으로 하는 어깨 질환

"얼마 전 유방암 수술을 했는데, 자주 움직이지 않다 보니 오른쪽 어깨가 점점 굳어가는 걸 느꼈습니다. 점차 나아지겠지 했는데 이제는 어느 방향으로도 움직일 수가 없어요."

수술 후 장시간 팔을 사용하지 않아 관절의 유연성이 떨어져 움직임이 부자연스러워지고 이로 인해 오십견이 발병하는 사례를 종종 볼 수 있습니다. 큰 수술로 인해 이미 마음까지 지쳐 있는 상황인데 오십견까지 찾아왔으니 얼마나 힘들었을까요? 혹시 이 글을 읽고 있는 분들 중에도 같은 고통과 고민을 갖고 있을 수도 있다는 생각이 듭니다. 이런 고통을 벗어나는 데 조금이나마 도움이 되고자 18년 넘게 해 온 치료 경험을 바탕으로 '오십견'에 관해 알려드리고자 합니다.

너무도 많은 사람들이 고통스러워하는 오십견은 그 원인이 다양하지만 유방암 수술 후 합병증으로 발생하는 경우도 많습니다. 최근에 내원한 서울 서대문구 홍제동에 거주하는 40대 중반 여성분의 사례입니다.

"원장님, 제가 한의원에 오기 전에 안 가 본 병원이 없고 어깨에 좋다는 건 다 검색해 보고 다 따라해 보았는데도 별반 나아지는 게 없어요. 치료가 정말 가능한 걸까요?"

환자분의 첫마디를 들으면서 통증으로 정말 힘드셨구나 하는 생각이 절로 들었습니다. 먼저 치료에 대한 믿음부터 드려야겠다고 마음먹었습니다. 수술 후 일상에 복귀해야 하는데 합병증으로 찾아온 오십견 때문에 이도저도 안 되는 힘든 상황이 많이 안타까웠습니다. 가장 빠른 치료 방법은 없을까 고민했습니다.

이 환자분처럼 오십견은 **유방암 수술 후 나타날 수 있는 합병증 중 하나입니다. 비교적 흔한 편에 속합니다.**
적절히 치료하면 진행을 막을 수 있지만 많은 환자분들이 초기에 치료하지 않아 증상이 심해지기도 합니다.

오십견이란?

오십견은 외상으로 생기는 경우를 제외하고는 노화로 인해 어깨 관절에 퇴행성 변화가 생기면서 어깨 관절을 둘러싸고 있는 관절낭(인대의 일종, 관절막)에 염증이 생겨 심한 통증이 생기고 딱딱하게 굳어가는 질환입니다.

또 유방암 수술이나 갑상선, 당뇨, 심혈관 질환, 파킨슨병, 뇌졸중 또는 장기간의 입원이나 수술 후, 갱년기, 항암치료, 깁스를 3주 이상 하고 나서 잘 발생하는 편입니다.

원인을 모르는 일차성은 남자보다 여자에게 더 잘 생깁니다. 특히 갑상선 질환이나 당뇨가 있는 경우 오십견이 생길 가능성이 더 높아집니다.
이 환자분의 경우 원인을 아는 이차성에 해당이 되는데 유방암 수술 후 수술한 부위의 어깨를 잘 쓰지 않는 경우 오십견이 발생할 수 있습니다.

단순히 '수술하고 어깨를 오랫동안 쓰지 않아 굳은 거구나, 시간이 지나면 괜찮아지겠지.' 하고 무심코 넘기게 되면 증상이 더 악화될 수 있습니다. 통증은 시간이 지나면 줄거나 사라질 수 있지만 가동범위 제한은 남게 됩니다. 그래서 무엇보다 초기 치료가 중요합니다.

교통사고와 같은 외상으로 인해 급성으로 나타나는 경우도 있지만, 대개는 3~6개월 전후에 걸쳐 서서히 진행됩니다. 초기에는 어깨통증으로 시작하여 뒤, 옆, 앞으로의 어깨 운동 제한을 수반합니다.

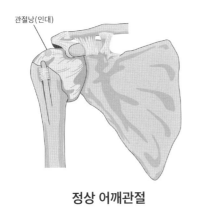

관절낭(인대)

정상 어깨관절

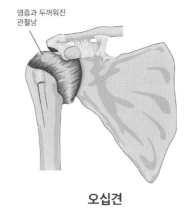

염증과 두꺼워진
관절낭

오십견

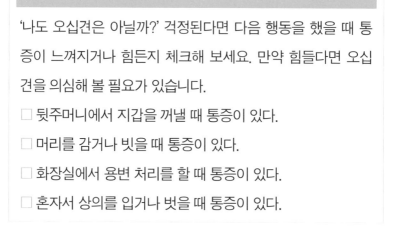

혹시 나도? 오십견 의심 증상

'나도 오십견은 아닐까?' 걱정된다면 다음 행동을 했을 때 통증이 느껴지거나 힘든지 체크해 보세요. 만약 힘들다면 오십견을 의심해 볼 필요가 있습니다.

☐ 뒷주머니에서 지갑을 꺼낼 때 통증이 있다.

☐ 머리를 감거나 빗을 때 통증이 있다.

☐ 화장실에서 용변 처리를 할 때 통증이 있다.

☐ 혼자서 상의를 입거나 벗을 때 통증이 있다.

※ 체중 감소, 고혈압, 편두통, 우울증, 불면, 식욕 저하가 동반된다면 빠른 치료를 권장해 드립니다.

환자분께 이상의 내용을 토대로 차분히 설명해 드렸습니다. 처음에는 오십견인지 모르고 단순 어깨통증으로만 생각하셨는데, 이런 게 바로 수술 후 합병증이구나 하고 이해하셨습니다. 충분히 마음을 진정시켜 드리고 앞으로의 치료 방법에 대해 자세히 설명해 드렸습니다.

환자의 증상에 맞게 구성한 치료 방법은 다음과 같습니다.

1 유방암 수술로 인해 손상된 원기를 올리면서 관절낭의 활성을 정상화시키고

2 어깨 관절의 막힌 기혈 소통을 원활하게 해 움직임을 정상화하

면서

3 굳어있는 관절낭을 열어주고 재발을 막으며

4 증상에 맞는 주의사항을 실천하고

5 단계별 스트레칭을 따라하며

6 어깨통증에서 벗어날 수 있다는 믿음과 심리적 안정감을 줄 수 있는 인지행동치료를 병행하면 괴로움과 고통에서 벗어날 수 있습니다.

오십견… 예방·치료하는 생활 수칙

빠른 일상 복귀를 원하는 환자분을 위해 증상에 맞는 주의사항도 설명해 드렸습니다.

1 과음이나 과로 피하기

2 기상 후 2~3시간 정도 지나서 스트레칭 하기

3 스트레칭은 특정 시간을 정해서 하기보다는 조금씩 자주 하기

4 아픈 팔을 사용하지 않고 건강한 팔 위주로 생활하게 되면 건강한 팔마저 문제가 생길 수 있기에 아픈 팔도 사용은 하되 무겁거나 힘쓰는 일은 피하기

5 옷을 입을 때는 아픈 팔이 먼저 들어가고, 옷을 벗을 때는 아픈 팔이 나중에 나오도록 하기

6 어깨 상태를 확인하는 습관화된 동작 피하기

7 무겁거나 힘쓰는 일을 하지 않기

8 아픈 어깨로 자지 않기

치료 과정과 주의사항을 찬찬히 설명해 드리니 나을 수 있겠다는 생각이 들어 마음에 안정이 생겼다고 하셨습니다. 견우한의원에서 진행하는 치료뿐만이 아니라 일상 속에서도 조심하고 신경을 쓰면 정상적인 회복이 가능하다는 말에 더 적극적인 모습을 보여 주셨습니다.

"진작 견우한의원에 올걸 그랬어요. 병원에서 좋다는 치료는 다 받아봤는데 잘되지 않아서 처음에는 한의원 치료도 망설여졌는데 한 주 한 주 변해가는 제 모습을 보면서 치료에 대한 확신이 섰습니다. 덕분에 치료 잘 받고 갑니다."

진심을 다해 환자분의 이야기를 들어드리고, 가장 적합한 치료법을 찾아드리면서 한 주 한 주 환자분이 건강과 웃음을 되찾을 때마다 더욱 정성을 다해 치료에 임해야겠다는 생각이 듭니다.

고통스러운 오십견도 치료 경험이 많고 진정성 있는 주치의를 찾아 치료받는다면 빠른 회복과 안정된 마음을 되찾을 수 있습니다. 언제나 환자분들의 빠른 회복과 건강을 기원합니다.

어깨회전근개파열

어깨통증 유발하는 원인의 70% 이상을 차지하는 어깨 질환

"카페를 운영한 지 10년 정도 됐고, 2년 전부터 오른쪽 어깨가 아파서 정형외과에 갔는데 어깨회전근개 부분파열이라고 했습니다. 주사 치료 4회 후 팔이 많이 올라가지만 특정 동작에서 너무 아파요. 한 달 전에는 정형외과에서 MRI 검사상 어깨에 염증 소견이 있고 석회도 있다고 했습니다. 작년 가을에는 대학병원에서 왼쪽 손목에 척골충돌증후군이 있다는 판정을 받아 DNA 주사 치료를 했는데 30% 정도만 좋아진 것 같아요. 결론적으로 다 회복이 되지 않고 통증이 남아있는 상태입니다. 카페 운영도 해야 하는데 팔과 어깨가 아파서 일하기가 힘듭니다."

어깨회전근개파열로 내원한 서울 광진구 자양동에 거주하는 50대 후반 여성 환자분의 사례입니다.

카페 운영을 오랫동안 하다 보니 어깨와 손목을 장시간 사용하고, 무리가 갈 수 있는 동작을 반복해서 어깨회전근개파열이 생긴 것으로 보였습니다. 환자분도 질환에 대해서는 이미 납득을 하고 계셨으나 병원에 아무리 다녀도 회복이 되지 않는 것이 이해가 되지 않는다고 하셨습니다.

환자분의 이야기를 들으면서 제가 환자분이었어도 일부만 회복되고 여전히 통증이 지속되는 게 당연히 납득이 되지 않았을 거라는 생각이 들었습니다. 환자분 나름대로 회복을 위해 병원을 찾아다니고 각종 검사부터 치료까지 받느라 많은 고생을 했던 것 같았습니다.

견우한의원에 내원했을 당시에도 다른 병원에서 치료해도 회복되지 않은 것처럼 차도가 없으면 어쩌나 하는 걱정과 의심을 품고 계셨습니다. 그럼에도 카페 운영을 계속해야 하는 상황이다 보니 고심 끝에 찾아온 것을 생각하니 마음이 무거웠습니다.

어깨회전근개파열 때문에 여러 병원을 전전했지만 좀처럼 낫지 않아 고통을 호소하는 분도 많을 것입니다. 어떻게든 회복하여 건강한 일상을 되찾는 게 모두의 목표일 것입니다.

많은 사람들을 고통스럽게 하는 어깨회전근개파열에 대해 설명해 드리고자 합니다.

"원장님 제가 어깨회전근개파열 때문에 간 곳이 견우한의원까지 벌써 3군데입니다. 이번이 마지막이라고 생각하고 왔어요. 이번에도 낫지 않으면 더 이상 카페 운영은 정말 힘들 것 같습니다. 제발 도와주세요."

마지막이라고 생각하고 내원하셨다는 말에 그동안 얼마나 힘이 드셨으면 저런 말씀까지 하실까, 어떻게 하면 환자분이 빨리 회복하고 일상으로 돌아갈 수 있을까 고민했습니다. 통증이 있는 것도 신경이 쓰이지만 직업이나 일상과도 연결이 되면 심적으로 매우 고통스러울 것입니다.

어깨회전근개파열뿐만 아니라 척골충돌증후군, 어깨석회성건염까지 회복하여 건강한 일상을 돌려드리겠다고 약속했습니다.

어깨회전근개파열이란?

어깨회전근개파열의 중요한 원인 중 하나는 퇴행성 변화, 과사용이며, 그 외에 외상, 스마트폰이나 컴퓨터의 과다한 사용과 관련된 잘못된 자세도 주원인입니다.

어깨가 굳게 되면(반복되는 웅크린 자세) 견갑골이 앞으로 기울면서 상완골에 닿기 쉬워 회전근개 충돌 가능성이 높아지게 되면서 40대에서도 어깨회전근개파열이 종종 발생하게 됩니다. 젊은 환자에게 발생하는 경우도 있으나 대개 50대를 전후하여 많이 발생합니다. 반복적으로 팔을 많이 사용하거나 머리 위로 자주 올리는 야구 선수, 수영 선수, 목수 등에게 많이 생깁니다.

환자분처럼 오랫동안 바리스타 일을 해오신 분들도 반복적인 팔 사용을 하기 때문에 충분히 올 수 있는 질환입니다.

4군데 회전근개(극상근, 극하근, 소원근, 견갑하근) 전체에 파열이 생기기보다는 팔을 옆으로 들어 올리는 극상근에 문제가 많이 생기며, 주로 염증과 통증이 동반됩니다.

극상근은 상완골을 눌러주고 안정화시켜 주어 팔을 효과적으로 들 수 있게 해줍니다. 팔을 위로 움직이게 하는 근

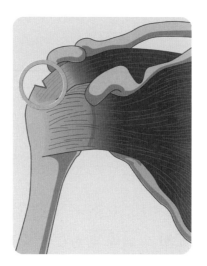

어깨회전근개파열

육이 손상되면 팔을 올리기 어려워져 누군가의 도움이 있거나, 아프지 않은 반대편 팔로 지지할 때만 올라갑니다.

회전근개 부분파열은 손상된 크기에 따라 1cm 정도 파열된 것을(안으로 말려들어간 것) **소파열이라 하고, 중파열**(1~3cm 정도 말려들어간 것), **대파열**(3~5cm 정도 말려들어간 것), **광범위 파열** (5cm 이상)로 나눕니다. 아무리 작은 파열이라도 시간이 지날수록 크기가 커집니다.

어깨회전근개파열은 처음에 조금 찢어질 때 아프고 진행이 돼서 크기가 커질 땐 별 증상이 없다가 완전히 다 찢어져서 근육이 하나도 없을 때는 심각한 증상이 나타납니

다. 그래서 증상을 발견했을 때 초기에 치료하는 것이 중요합니다.

초기에는 내회전이 제한되어 팔을 뒤로 올리는 경우 통증은 더욱 심해집니다. 어깨통증으로 옷을 입거나 머리를 빗는 것이 힘들며, 아픈 어깨로 잠을 자면 통증이 심해지고, 특히 야간에 어깨통증이 더욱 심해집니다. 또 어깨 속에 뭔가 걸린 듯한 느낌을 받으며, 어깨에서 소리가 나기도 합니다.

이상의 내용을 말씀드리니 환자분은 2년 전에 느꼈던 통증들과 비슷하다고 하셨습니다.

최대한 환자분이 이해하기 쉽게 설명해 드리는 편입니다. 어떤 환자도 주치의보다 해당 질환에 대해 잘 알 수 없기 때문에 필요한 내용에 대해서 쉽고 자세하게 설명해 드리려고 합니다. 이런 부분은 담당 주치의가 필수적으로 해야 하는 일이라고 생각합니다.

회전근개가 파열돼도 주변 근육의 균형이 잘 잡혀 있고 급성 염증과 통증이 없으면 환자의 20% 정도는 별다른 증상이 없습니다. 힘줄이 파열돼 말려들어갈 때까지 큰 통증

이 나타나지 않는 경우도 있어 어깨회전근개파열이 의심되는 경우(어깨통증 초기에) 세심한 진단이 필요합니다.

일부에서는 통증으로 인해 어깨 사용이 제한되면서 2차적으로 오십견이 나타나는 경우도 있기 때문에 발견 당시 빠르게 치료하는 것이 중요합니다.

혹시 나도? 어깨회전근개파열 의심 증상

'나도 혹시 어깨회전근개파열이 아닐까?' 걱정되거나 증상이 비슷하다고 느끼는 분들은 다음의 증상들을 체크해 보면 도움이 될 수 있습니다.

- □ 팔을 움직일 때 통증이 발생하고 남의 도움으로 팔을 들어 올릴 수는 있지만 혼자 힘으로는 팔을 들어 올릴 수 없거나 팔을 들어 올리면 힘없이 툭 떨어진다.
- □ 갑자기 손의 힘이 빠진다.
- □ 팔을 60~120도 사이로 들어 올릴 때 통증이 심해지나 더 들면 통증이 사라지고 누워서는 팔이 잘 올라간다.
- □ 옷을 입거나 머리를 빗는 것이 힘들다.
- □ 아픈 어깨로 잠을 자면 통증이 심해진다.
- □ 어깨에서 소리가 나고, 어깨 속에 뭔가 걸린 듯한 느낌이 든다.
- □ 야간에 어깨 통증이 더 심하다.

※ 해당 증상들이 지속되거나 자주 반복된다면 어깨회전근개파열을 의심해 볼 수 있습니다.

"원장님이 이렇게까지 자세히 설명해 주시니 이해가 쏙쏙 되네요. 마치 과외 받는 기분입니다. 사실 손목을 많이 쓰는 일을 하다 보니 나중에 어디 한 군데는 아프겠지 생각했습니다. 저는 제 병에 대해서 너무 궁금했고 치료를 잘 받고 있는지도 의심이 들었는데 속이 확 뚫리는 느낌이에요. 이제 제가 어떻게 하면 될까요?"

속이 확 뚫렸다는 말을 듣고 정말 다행이라는 생각이 들었습니다. 치료를 시작하기 전에 환자분의 생각을 충분히 듣고, 치료를 받을 준비가 되면 그때 시작하는 것이 맞다고 생각합니다.

어깨회전근개파열… 예방·치료하는 생활 수칙

환자분께는 치료를 하면서 지켜야 할 주의사항도 자세히 설명해 드렸습니다.

1 술을 삼간다.

2 아픈 어깨로 자지 않는다.

3 아픈 동작을 확인하지 않는다.

4 무거운 물건을 들거나 힘쓰는 일을 하지 않는다. 특히 급작스럽게 과한 힘 사용을 조심한다.

5 한 팔이나 양팔을 머리 위로 올리고 자지 않는다.

6 어깨너머로 팔을 올리거나 과도한 어깨 사용을 줄인다.

7 충분한 수면과 휴식을 취한다.

8 과도한 어깨 사용을 자제한다.

9 지속적인 반복 동작을 피한다.

10 운전 시 핸들의 아래쪽을 잡는다.(특히 장시간 운전 시. 핸들의 위쪽을 잡으면 회전근개가 견봉에 충돌하는 어깨 충돌 각도에 이르기에 핸들의 아래쪽을 잡는 것이 좋다.)

카페 운영을 고려하여 무거운 짐들은 위 선반보다는 아래에 두어 힘을 들이지 않고 꺼낼 수 있도록 하는 게 좋을 것 같다고 말씀을 드렸습니다. 주의사항에 대해서도 꼼꼼하게 설명해 드리자 환자분은 "많은 신경을 써 주시는 것 같아 더 믿음이 간다."고 말씀하셨습니다.

환자분을 충분히 이해하고 상황을 전반적으로 파악해야 올바른 치료 방법을 찾을 수 있다고 생각합니다.

이 환자분께 진행했던 치료 방법은 다음과 같습니다.

1 어깨 근육을 풀어주면서 염증과 통증을 줄여주고

2 가동범위 제한의 회복을 도와주면서 오십견 발생을 예방하며

3 원기를 끌어올려 관절 기능을 정상화시켜 주고

4 막힌 기혈 순환을 정상화시켜 회전근개 회복을 도와주었습니다.

이 같은 치료를 통해 괴로움과 고통에서 벗어나 이전처럼 건강한 어깨로 돌아갈 수 있었습니다.

어깨석회성건염, 척골충돌증후군의 경우 각각의 주의사항을 알려드렸고 병행 치료를 했습니다.

"살면서 지금껏 갔던 병원들 중 가장 만족도가 높았습니다. 정말 많은 병원을 다녀봤지만 이렇게 빠르게 회복된 것도 처음이고, 무엇보다 제 이야기를 끝까지 들어주시고 치료에 반영해 주셔서 큰 감동을 받았습니다. (어깨를 돌리며) 원장님, 제 어깨 보이시죠? 지금은 일할 때도 너무 편하고 걱정도 없답니다. 정말 감사합니다."

내원했던 병원들 중 가장 만족도가 높았다는 말을 듣고 순간 울컥하는 마음이 들었습니다. 그동안의 연구와 진심으로 환자분께 다가갔던 많은 시간들이 환자분께 도움이 되었다고 생각하니 이보다 더 기쁘고 감사할 일이 있을까요?

회복 후 치료가 종료되었을 때 저의 도움 없이도 일상으로 돌아가 몸도 마음도 건강하게 지냈으면 하는 마음입니다.

만약 아직도 통증과 마음의 고통을 혼자 짊어지고 계신 환자분이 있다면 용기를 내서 새로운 치료에 도전하셨으면 좋겠습니다.

환자분이 원하는 올바르고 진정성 있는 주치의가 되려면 어떻게 해야 하는지 항상 고민하고 연구합니다. 또한 올바른 치료도 중요하지만 환자분들의 마음까지 들여다 볼 수 있어야 진정한 주치의가 될 수 있다는 철학을 가지고 치료에 임하고 있습니다.

언제나 따뜻함을 느끼실 수 있도록 최선을 다하여 도와 드리겠습니다.

어깨석회성건염

어깨통증의 끝판왕

"9개월 전에 오른쪽 어깨가 아파서 MRI를 찍었는데, 어깨석회성건염이라고 했습니다. 치료 중에 오십견도 생겼고요. 6개월 전에는 왼쪽 어깨가 아파서 X-ray를 찍어보니 석회가 생겼다고 해서 지금은 체외충격파 치료를 받는 중입니다. 치료한 지가 오래 되었는데 나아지는 게 없는 것 같아요. 요즘은 소화도 안 되고 잠도 제대로 못 잡니다. 너무 힘드네요."

어깨석회성건염과 오십견 진단을 받고 1년 가까이 힘든 시기를 보내고 계셨던 서울 마포구 공덕동에 사는 50대 중반 여성 소설가 환자분의 사례입니다.

직업이 소설가이다 보니 다른 사람들에 비해 고개를 숙이고 글을 장시간 쓰는 경우가 많은데 9개월이 지난 지금도 회복이 되지 않아 너무 힘들고 고통스럽다고 하셨습니다. 특히 직업과도 연결되고, 스트레스에 제대로 된 수면도 어려운 상황이라 많이 힘들어 하셨습니다. 다른 병원에서 치료를 받고 있는 와중에도 걱정되는 마음에 하루라도 빨리 치료하고 싶어 견우한의원을 찾았다고 하셨습니다.

걱정되고 불안한 마음은 충분히 이해가 됩니다. 하루 빨리 회복을 도와드리고 싶다는 진심과 위로를 전해드리며 환자분과 이야기를 나누었습니다.

이 글을 읽고 계시는 분들 중에도 어깨 수술을 고민하거나 이미 환자분처럼 검사와 치료를 진행 중인 분들이 있을 것입니다. 어깨석회성건염 환자분들에게 조금이나마 도움을 드리고자 치료 방법과 관련 사례들을 설명해 드리겠습니다.

환자는 별다른 외상없이 갑자기 오른쪽 어깨에 통증이 있었고, 얼마 지나지 않아 오십견도 생겨 너무 힘들다고 하셨습니다. 치료를 하던 중 추가로 새로운 증상이 생겨 상당히 당황스러웠을 거라는 생각이 들었습니다.

본격적으로 치료에 들어가기 전에 입장을 바꾸어 환자분의 마음을 먼저 생각해 봤습니다. 일과 직접적으로 연관되어 얼마나 고민이 많으셨을지, 어떤 마음으로 견우한의원을 찾아주셨을지 생각하면 마음이 편하지 않았습니다. 회복할 수 있다는 말과 더불어 환자분이 이해할 수 있게 해당 질환에 대해 차분하게 설명해 드렸습니다.

어깨석회성건염에 관해 쉽게 설명을 드리자면 어깨는 하루에 3~4천 번을 사용하는데 많이 사용하는 만큼 어깨에는 다양한 질환이 발생합니다.

소설가인 환자분의 경우 일반인보다 고개를 숙인 상태에서 장시간 작업하기 때문에 해당 질환이 발생한 건 아닌가 하는 의심이 들었습니다.

어깨석회성건염이란?

어깨가 아프면 오십견을 먼저 떠올리기 마련이지만 어깨가 갑자기 심하게 아프다면 어깨석회성건염을 의심해 볼 수 있습니다.

주로 어깨 극상건의 상완골 부착부에 석회성 침착(칼슘복합체)을 보이는 질환으로, 가만히 있을 때는 별다른 통증이 없지만 어깨를 움직일 때에 극심한 통증을 느끼게 됩니다.

어깨에 가장 흔하게 생기지만 어깨에 국한돼서 생기는 것은 아니고, 무릎이나 팔꿈치, 엉덩이 관절, 발목 등에도 자주 발생합니다. 또한 힘줄에만 생기는 것이 아니라 관절막이나 인대, 관절 연골, 섬유 연골 등에도 자주 발생합니다.

특별한 자세 또는 운동 및 동작과는 관련 없이 급격히 발생하며, 어깨통증과 운동 제한을 보이고, 잠에서 깰 정도로 심한 어깨통증을 유발해 '어깨통증의 왕중왕'이라는 별명을 가질 정도입니다.

다른 말로는 석회화건염, 석회성건염, 어깨석회화건염이

라고도 합니다.

어깨석회성건염의 석회 성분은 '하이드록시아파타이트'
라고 하여 뼈 성분 중의 하나입니다. 석회성건염은 다양
한 관절에 생길 수 있지만 특히 어깨에 많이 생기게 됩니
다. 그중에서도 회전근개와 그 주변에 잘 생기게 됩니다.

발생 원인은 정확히 알려져 있지 않지만, 연령이 증가하
면서 관절을 보호하는 점액낭의 기능이 떨어지고 어깨의
퇴행성 변화로 혈류가 감소하면서 석회질이 쌓이고 이로

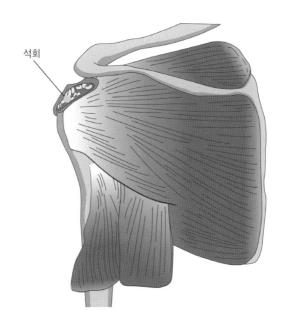

석회

인해 염증이 생겨 통증을 유발하는 것으로 보입니다.

일부에서는 힘쓰는 일을 집중적으로 하거나 혹은 한쪽 어깨로 자는 것과 같이 자주 눌리는 현상 때문에 발생하는 것으로 알려져 있습니다.

어깨석회성건염이 급성으로 진행될 때는 골절에 맞먹을 정도로 심한 통증이 나타나고, 일상생활이 거의 불가능할 정도로 불편해 운동 제한과 압통 반응을 보이게 됩니다. 반면 만성인 경우 급성과는 달리 참을 만한 통증이고 그 강도가 심하지 않아 힘든 일을 하거나 팔을 많이 사용하는 직업군의 경우 치료를 하지 않고 일상적인 근육통으로 간과하는 경우도 있습니다. 그렇게 만성적인 어깨통증을 느끼다가 X-ray 검사 등을 통해서 석회가 있음을 감지하고 뒤늦게 치료를 하는 경우도 있습니다.

이 환자분께는 어깨석회성건염이 중장년부터 노인에 이르기까지 누구에게나 생길 수 있고, 특히 30~50대 여성에게 많이 발생할 수 있다고 설명해 드렸습니다. 차분하게 설명해 드리니 처음 이야기를 시작했을 때보다는 마음이 조금은 풀린 듯 보였습니다. 하고 계시는 일도 건강하게 진행할 수 있게 충분히 도와드리겠다고 약속했습니다.

오십견은 어깨 자체가 굳어서 팔이 올라가지 않는 반면 어깨석회성건염은 통증으로 인한 불안, 걱정 등으로 인해 팔을 못 올리는 것이지 보조자의 도움을 받거나 천천히 올리면 목적하는 위치까지 다 올라간다는 점이 다릅니다.

건강검진을 하면서 찍은 X-ray 검사에서 우연히 석회를 발견할 수 있습니다. 그러나 석회가 있어도 통증이 없는 환자가 대부분입니다. 석회가 있다고 하여 무조건 치료 대상이 되는 것이 아니라 증상이 있는데 검사상 석회가 보이면 어깨석회성건염이라는 판단을 내리고 그에 맞는 치료를 하는 경우가 대부분입니다.

어깨석회성건염… 예방·치료하는 생활 수칙

일을 중단하지 못하는 상황이라고 해서 환자분의 일상에 방해가 되지 않는 주의사항을 알려드렸습니다. 만약 어깨석회성건염으로 고통스럽다면 다음의 주의사항을 읽어보면 좋을 듯합니다.

1 충분한 수면과 휴식을 취한다.

2 과음과 과로를 피한다.

3 혈액순환을 방해하는 술과 담배를 하지 않는다.

4 아픈 부위를 만지거나 과도한 스트레칭을 하지 않는다.

5 아픈 어깨 방향으로 자지 않는다.

6 무거운 물건을 들거나 힘쓰는 일을 하지 않는다.

7 과도한 어깨 사용을 자제한다.

8 고정된 자세로 일하는 경우 중간중간 자세를 바꾸어 준다.

소화 불량과 수면에도 불편함을 느낀다고 하여 추가적인 주의사항도 알려드렸습니다.

1 규칙적인 식습관의 중요성

2 맵고 짠 음식 피하기

3 늦은 시간에 야식 먹지 않기

4 식후에 바로 눕지 않기

5 수면장애를 유발할 수 있는 카페인 함유 음료 섭취 제한하기(커피, 콜라, 녹차, 박카스, 홍차, 에너지드링크 등)

카페인 음료의 경우 몸에 들어와 다시 나가는 시간까지 9시간 전후가 걸리기 때문에 마시게 된다면 오전 10시 이전에 섭취하는 게 좋다고 말씀드렸습니다.

환자분의 주요 질환인 어깨석회성건염뿐만 아니라 대화

하면서 알게 된 수면 장애와 소화 불량 같은 고통들도 하나하나 신경을 써서 함께 회복해 드리려고 노력했습니다. 치료의 목적은 건강한 일상을 되찾아드리는 것이라고 생각하기 때문입니다.

이 환자분께 진행했던 치료 방법은 다음과 같습니다.

1 어깨 주변의 근육을 풀어주고
2 막힌 기혈 순환을 도와주어 석회가 녹는 것을 도와주며
3 염증을 감소시키면서 통증을 완화하고
4 환자에게 맞는 주의사항을 지도하고
5 원기를 회복시켜 치료와 재발을 막으면서
6 오장육부의 허실을 따져 균형을 잡아주어 자연치유력을 높여주고
7 마음 치유로 치료에 대한 자신감을 상승시켜 주면 괴로움과 고통에서 벗어날 수 있습니다.

올바른 치료 방법을 모색하는 것도 중요하지만, 무엇보다 환자분의 치료 의지와 안정된 마음이 중요하다고 생각합니다. 어떻게 하면 환자분이 치료에 대해 확신과 신뢰를 가질 수 있는지, 또 주의사항에 대해 잘 받아들일지 여러 방면에서 고민하고 또 고민합니다.

"무조건 주의사항을 지켜야 합니다."라고 부담을 주기보다는 환자분의 일상과 어떤 연관성이 있는지, 증상이 어떻게 악화될 수 있는지를 자세하게 설명해 드렸습니다.

"원장님, 제가 어깨 때문에 1년 가까이 고생했는데 치료도 치료지만 제 이야기를 잘 들어주시는 것 같아 감사했습니다. 통증은 사라졌지만 그동안 알려주셨던 주의사항들을 앞으로 잘 지키며 지내겠습니다."

치료하는 기간 동안 재발 가능성에 대해서도 충분히 설명해 드리고, 환자분의 마음을 먼저 생각했기 때문에 들을 수 있었던 말이라고 생각합니다.
무엇보다 환자분이 더 이상 어깨통증 때문에 힘들어하지 않아도 되는 점이 기쁘고 제가 하고 있는 일에 보람을 느꼈습니다.

많은 환자분과 보호자들이 견우한의원에 오기까지는 많은 치료와 검사를 했을 것이고, 고통스런 통증으로 인해 많이 힘드셨을 것입니다. 최대한 빨리 올바른 치료 방법을 찾아 고통에서 해방되도록 돕고 싶은 마음뿐입니다.

어깨충돌증후군

어깨에서 소리가 나고 불편할 때
의심해 볼 수 있는 증후군

"1년 전 수영을 하다가 목과 오른쪽 어깨를 다쳤습니다. 당시 통증이 심해서 정형외과에서 X-ray와 MRI까지 촬영했으나 각 병원마다 다른 치료를 해서 그런지 잘 낫지 않았습니다. 어깨충돌증후군이라는 소견을 가장 많이 들었고, 오십견, 어깨 염증이 생긴 것 같다는 말도 들었습니다. 진단명도 다르고 병원비만 날린 기분입니다. 의사인 지인이 양방치료도 할 만큼 했으니 한방치료를 받아보라며 견우한의원을 소개해 주셨어요. 그래서 오긴했는데 정형외과에서 해결 안 된 게 한의원에서 가능할까요?"

운동 중 부상을 입어 어깨충돌증후군 진단을 받은 경기도 파주 운정동에 사는 30대 중반 사무직에 종사하는 남성 환자분의 이야기입니다.

1년 전부터 여러 정형외과에 다니며 검사부터 치료까지 받으면서 환자분은 이미 몸도 마음도 많이 지친 상태로 내원하셨습니다. 다행히도 지인 중 의사분이 있어 견우한의원을 추천해 주었다고 했습니다.

1년이나 고생을 한 상황에서 환자분은 '정형외과에서도 해결을 못 했는데 한의원은 가능할까?'라는 의심이 가득했습니다. 또 내원해서도 직원들에게 어깨충돌증후군 치료를 받고 좋아진 사람들이 많은지 확인하는 등 상당히 불안한 모습을 보였습니다.

치료에 앞서 환자분의 마음부터 살펴보는 게 우선이라고 생각합니다. 불안한 마음을 먼저 내려놓을 수 있게 해 드리고 치료에 대한 확신 그리고 환자분의 병에 대한 정확한 정보를 전달했습니다.

이 글을 읽고 계신 환자분이나 보호자 중에서도 비슷한

고민을 하고 계신 분이 있을 수 있습니다. 병원에서 치료를 받았지만 나아지는 게 없어 이곳저곳 검색도 해볼 거라고 생각합니다.

심적으로 답답하고, 몸은 몸대로 고통스러워 마음이 편하지 않을 것입니다. 어깨충돌증후군 환자들에게 조금이나마 도움을 드리고자 합니다.

간절한 마음으로 찾아오는 환자분들을 위해 더 좋은 치료 방법을 찾고, 환자분들의 가슴속 이야기를 진심으로 들어 드리려고 노력합니다.

"저처럼 어깨가 아픈 사람들이 많이 오나요?", "저와 같은 병을 가지고 왔던 환자들이 치료받고 좋아진 것 맞죠?", "정형외과에 갔을 때도 치료하면 괜찮아질 거라고 했어요. 치료는 얼마나 걸릴까요?", "재발하기도 하나요?"

그동안 많이 고생해서 그런지 치료에 대한 확신이 전혀 없었습니다. 무엇보다 환자분이 불안해하고 우울한 모습이 가장 신경 쓰였습니다. 어떻게 말씀드려야 환자분의 불안함을 덜어드릴 수 있을지, 또 믿을 수 있는 모습을 보여드릴 수 있을지 이야기를 듣는 내내 쭉 생각했습니다. 육체적·정신적 고통을 1년 넘게 받았을 거라는 생각에 확실하게 안심시켜 드리고 치료에 임해야겠다고 생각했습니다.

일단 정확하고 빠른 치료 방법을 찾아드리기 위해 다쳤던 당시의 상황과 증상을 차분하게 들었습니다. 다친 이후에는 가벼운 조깅을 했었는데, 어깨 앞쪽에 찝힘, 소리가 나고 결리는 느낌과 함께 두통까지 있다고 했습니다.

어깨충돌증후군이란?

어깨충돌증후군은 어깨통증 환자의 약 30%를 차지하는 질환입니다. 견봉과 상완골 사이 공간이 좁아져 어깨를 움직일 때마다 견봉과 회전근개에 충돌과 마찰이 발생하면서 회전근개 힘줄이 손상되고 염증과 더불어 통증을 일으키는 증후군입니다.

주로 30~40대에 많이 발생하며, 과도한 어깨 사용과 깊은 관련이 있습니다. 예를 들어 손을 머리 위로 자주 올리는 직업군의 사람(도배, 인테리어 등)이나 운동선수(수영, 배구,

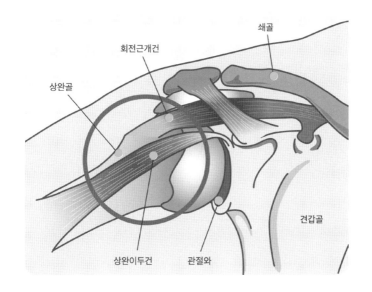

배드민턴, 농구 등)에게 많이 생깁니다. 최근에는 스포츠 활동을 선호하는 젊은 층이 늘어나면서 증가 추세에 있습니다.

그 외에는 견관절 과사용, 견관절의 불안전성, 골극, 회전근개 변성 등으로도 발생할 수 있습니다.

일부에서는 어깨를 자주 돌린다거나 라운드 숄더 환자의 과도한 가슴 펴기, 어깨 이상 유무를 확인하는 습관화된 동작에서 발생하기도 합니다.

이 환자분은 스포츠 활동 중 발생한 경우입니다. 여러 요인으로 발생할 수 있는 병이고, 올바른 치료 방법만 찾는다면 충분히 치료가 가능하다는 점을 말씀드렸습니다. 보통 소리는 나지만 통증이 없는 경우 바로 치료하기보다는 증상에 맞는 티칭을 해주면서 일정 기간 경과 관찰을 하게 되는데, 환자분처럼 소리와 함께 통증이 생기고 부어오르거나 붉게 변하게 되면 치료 대상이 된다고 보면 됩니다.

관절에서 '뚝'하는 소리가 나는 경우도 있는데 이를 '발음성 관절'이라고 합니다. 정확한 발생 이유는 알려져 있지 않지만 크게 3가지 경우에 발생하는 것으로 보고 있습니다. **힘줄, 근막과 뼈의 돌출 부위가 서로 부딪히거나, 관절 속 공간이 특이한 움직임에 의해 갑자기 뚫리거나, 혹은 관절 속에 비정상적으로 붙어 있던 조직이 떨어지면서 소리가 날 수 있다고 합니다.**

3가지 소리가 일시적 혹은 가끔 나는 정도라면 문제가 되지 않지만 반복적으로 혹은 자주 소리가 나거나 통증이나 부종이 동반된다면 문제가 될 수 있습니다.

특히 어깨뿐만이 아니라 팔꿈치, 엉덩이, 무릎 등에서 반복적으로 관절을 움직여 일부러 소리를 내는 경우에는 인대, 근막과 뼈가 서로 부딪히면서 손상을 입을 수 있기 때문에 주의해야 합니다.

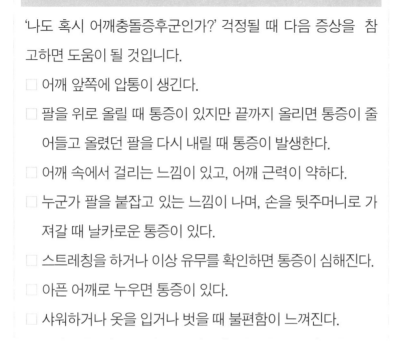

혹시 나도? 어깨충돌증후군 의심 증상

'나도 혹시 어깨충돌증후군인가?' 걱정될 때 다음 증상을 참고하면 도움이 될 것입니다.

☐ 어깨 앞쪽에 압통이 생긴다.

☐ 팔을 위로 올릴 때 통증이 있지만 끝까지 올리면 통증이 줄어들고 올렸던 팔을 다시 내릴 때 통증이 발생한다.

☐ 어깨 속에서 걸리는 느낌이 있고, 어깨 근력이 약하다.

☐ 누군가 팔을 붙잡고 있는 느낌이 나며, 손을 뒷주머니로 가져갈 때 날카로운 통증이 있다.

☐ 스트레칭을 하거나 이상 유무를 확인하면 통증이 심해진다.

☐ 아픈 어깨로 누우면 통증이 있다.

☐ 샤워하거나 옷을 입거나 벗을 때 불편함이 느껴진다.

※ 해당 증상이 지속된다면 어깨충돌증후군을 의심해 볼 수 있습니다.

환자분은 어깨충돌증후군뿐만 아니라 목과 목덜미에 근막통증증후군 소견까지 보여 병행 치료를 진행했습니다. 당시 "견우한의원에 오지 않았더라면 근막통증증후군은 몰랐을 것"이라며 "정말 다행인 것 같다."고 말씀해 주셨습니다.

어깨충돌증후군··· 예방·치료하는 생활 수칙

치료도 중요하지만 환자분이 일상 속에서 지켜야 하는 주의사항도 중요합니다.

1 충분한 수면과 휴식을 취한다.

2 과음과 과로를 피한다.

3 어깨너머로 팔을 올리거나, 무거운 물건을 들거나, 힘쓰는 일을 조심한다.

4 가급적 한쪽 어깨로 자지 않는다.

5 과도한 어깨 사용을 자제한다.

6 한쪽 팔이나 양팔을 머리 위로 올리고 자지 않는다.

7 어깨의 이상 유무를 확인하기 위해 어깨를 돌린다던가, 가슴 펴기 등 본인만의 습관화된 어깨 확인 동작을 하지 않는다. 반복적으로 자주 하게 되면 어깨 관절에 이물감이 생기고 뭔가 들어 있는 듯한 이상 감각을 유발하거나 연부 조직의 손상이나 마모를 가져와 이차적인 문제로 발전하기도 한다. 일부에서는 어깨뼈가 자라는 원인이 되기도 한다.

주의사항에 이어 환자분께 설명해 드렸던 치료 방법은 다음과 같습니다.

1 어깨 주변 근육을 풀어주면서

2 막힌 기혈을 순환시켜 회전근개의 기능을 향상시키고

3 어깨 관절을 유연하고 탄력 있게 만들어 주면서

4 어깨 주변 근육과 인대를 강화하고

5 원기를 끌어올려 전신 회복 능력을 강화하면 괴로움과 고통에
   서 벗어나 건강한 일상을 회복할 수 있습니다.

추가로 통증으로 지친 환자분의 마음을 위해 심리치료도
병행하였습니다. 마음이 건강해야 몸도 따라줄 수 있고,
치료도 열심히 할 수 있습니다. 가족을 치료한다는 마음
으로 임할 거라는 모습도 보여드렸습니다.

의사의 추천을 받아서 온 터라 집과는 꽤 거리가 있었지
만, 치료를 통해 달라지는 것을 실감하면서 더욱 적극적
으로 내원하셨습니다.

"사실 거리가 좀 있어서 자주 오기가 힘들었는데, 치료를
받으면서 몸과 마음이 편해지니까 거리는 아무것도 아니
더라고요. 원장님을 추천해 준 지인한테도 정말 고맙다고
말했어요. 남은 치료도 열심히 받겠습니다."

의심과 걱정이 가득한 상태로 시작한 치료였지만 나아지

는 모습을 환자분이 직접 느끼고 믿어주는 모습에 너무 감사했습니다.

무거운 마음과 고통을 가지고 내원해도 그 고통에서 벗어나게 해 드리고 건강한 일상을 되찾아드리고 싶습니다.

다양한 병과 고통이 있다면 혼자 짊어지지 마시고 꼭 용기를 내어 환자분에게 맞는 주치의를 만나셨으면 좋겠습니다.

여러분의 어깨통증을 속 시원하게 치료해 줄 주치의는 어딘가에 분명히 있을 것입니다. 언제나 환자분들의 빠른 회복과 건강한 일상을 진심으로 기원합니다.

극상근건염

팔을 들어올리기 힘들 때 의심해 볼 수 있는 어깨 건염

"6개월 전에 무리하게 헬스를 하고 나서부터 오른쪽 어깨가 아프기 시작했어요. 어깨통증이 심해져서 3달 전에 정형외과에 갔는데 X-ray상 이상은 없었지만, 초음파 검사 결과 극상근에 염증이 있다고 했습니다. 체외충격파, 프롤로 치료 등 여러 치료를 받았지만 아무런 소용이 없었어요. 주사 치료를 했을 때는 잠깐 좋아졌다가 다시 통증이 있었고요. 혹시나 해서 다른 병원에도 가 보았는데 거기서는 상완이두건염도 같이 있다고 했습니다. 계속 스트레스를 받은 탓인지 최근에는 역류성 식도염까지 생겨서 속상합니다."

어깨가 아프다고 하면서 극상근건염으로 내원한 서울 서대문구 연희동에 거주하는 30대 초반 남성 바텐더 환자분의 사례입니다.

평소보다 조금 더 무리하게 운동을 했을 뿐인데 6개월 만에 일상이 이렇게 뒤바뀔 줄은 꿈에도 몰랐다고 말씀하셨습니다. 환자분의 입장이 충분히 이해가 됐습니다. 빠른 회복을 위해서 병원에서 권하는 치료는 전부 받았지만 상완이두건염과 역류성식도염까지 온 상황에 얼마나 힘들고 고통스러웠을까요?

수많은 치료에도 낫지 않는 상황이 얼마나 힘들고 고민이 되셨을지 마음이 아팠습니다. 좋아하던 헬스도 못 하고, 바텐더로 일할 때도 몸이 따라주지 않아 심적으로 우울하기까지 하다고 했습니다.

이 글을 읽고 계시는 분들 중에도 통증 부위가 직업이나 일상과 연관되어 고통을 받으시거나, 또는 치료 중임에도 낫지 않아 고민하는 분들이 계실 거라고 생각합니다. 조금이나마 도움을 드리기 위해 극상근건염에 대한 치료방법과 관련 사례, 주의사항들을 알려 드리려고 합니다.

헬스를 하던 중 특별한 외상이 없었고 조금 무리를 했을 뿐인데 갑자기 오른쪽 어깨에 통증이 있었다고 합니다. 처음에는 '운동을 해서 어깨통증이 생긴 거겠지.' 하면서 가볍게 넘겼는데 시간이 지날수록 어깨통증이 심해졌고, 운동을 도저히 할 수 없을 정도가 되었다고 합니다.

환자분과 처음 이야기를 나눌 당시에는 이 질환에 대해서 많은 의문점을 품고 계셨고, 진단을 제대로 받은 게 맞는 것인지 의심도 하고 있었습니다. 의문점과 오해를 풀어드리는 게 먼저라는 생각이 들어 극상근건염에 대해 자세히 설명해 드렸습니다.

극상근건염이란?

극상근건염은 극상근건에 염증이 생기면서 발생하는 질환으로 어깨통증의 주된 원인이라 할 만큼 상당히 많은 사람이 앓고 있는 질환이기도 합니다.
초기 치료를 등한시하다 보면 만성화되는 경우가 많고 어깨만 아픈 것이 아니라 주변 근육까지 약하게 만들 수 있는 질환이기에 무엇보다 초기 치료가 중요합니다. 환자분처럼 초기 치료를 놓친 경우 또 다른 질환이 발생할 수도 있습니다.

극상근은 중요한 역할을 하는 근육으로 해부학적으로 혈류량이 쉽게 줄어들 수 있는 곳에 위치합니다. 그래서 팔을 많이 사용하다 보면, 특히 반복적으로 들어 올리는 자세를 취하게 되면 손상이 되기 싫습니다. 특히 휴대폰, 컴퓨터 사용 자세와 같이 반복되는 웅크리는 자세를 많이 해도 견갑골이 기울게 되면서 상완골에 닿기가 쉬워 회전근개 충돌 가능성이 높아져 별다른 외상이 없이도 극상근 부위가 마모되면서 극상근건염이 생길 수 있습니다.

낮보다 야간에 통증이 심해 수면에 장애를 줄 수도 있습니다. 내원한 환자분도 자야 하는 시간에 통증이 너무 심하여 잠을 제대로 자지 못하고, 직업 특성상 새벽까지도 일하는 경우가 많아 늦은 식사를 자주 하고, 스트레스가 겹치면서 역류성 식도염까지 생긴 것으로 보였습니다.

팔을 움직일 때 극상근은 지렛대의 고정점 기능을 하고, 이두근은 지렛대 역할을 하기에 서로에게 영향을 주게 됩니다. 어느 한쪽에 이상이 생기게 되면 다른 한쪽에도 영향을 주기에 극상근건염이 생기게 되면 어깨 앞쪽이

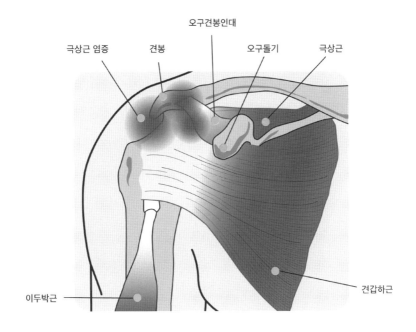

아픈 상완이두건염을 동반하는 경우가 많은 편입니다.

극상근건염은 외상이나 노화로 인한 퇴행성 변화로 발병하기도 하지만 대개는 어깨 과사용이 주된 원인입니다. 과도한 스포츠 활동(야구선수, 수영선수 등)을 하거나 팔을 많이 사용하거나 무겁거나 힘쓰는 일을 많이 하는 사람이라면 누구나 대상이 될 수 있습니다. 그래서 팔을 어느 정도 사용하고 나면 충분한 수면과 휴식을 통해서 어깨에 누적된 피로를 풀어주는 게 좋습니다.

환자분께 해당 질환에 대한 간단한 설명과 함께 외상이나 노화처럼 퇴행성 변화가 아니더라도 어깨를 과사용하는 경우라면 언제든 발생할 수 있다고 차분하게 설명해 드렸습니다. 혹여나 헬스가 원인이 아닌, 몸의 어딘가에 이상이 생긴 건 아닌지 걱정하는 모습을 보여주셨습니다.

"환자분 마음은 충분히 이해가 됩니다. 하지만 설명 드린 바와 같이 대개는 어깨 과사용으로 인해서 극상근건염이 발생하는 경우가 많습니다. 회복할 때까지 함께 치료해 드릴 테니 너무 걱정하지 마세요."
환자분의 편안한 마음을 위해 이전에 출간했던 〈나는 어깨통증 없이 산다〉를 예로 들어 드리며 자신 있게 말씀드렸습니다.

어깨통증 때문에 심적으로 얼마나 우울하셨을지 생각하면 당장 필요한 건 치료에 대한 믿음과 따뜻한 말 한마디라는 생각이 들었습니다. 조금은 편안해진 모습을 보여주었고 주의사항과 치료 방법에 대해 알려드렸습니다.

혹시 나도? 극상근건염 의심 증상

'나도 혹시 극상근건염은 아닐까?' 걱정된다면 다음 증상을 체크해 보면 좋을 듯합니다.

☐ 어깨 뒤쪽에 통증이 있다.

☐ 야간통이 있다.

☐ 어깨를 들어 올릴 때 통증이 심해진다.

☐ 극상근건 촉진 시 압통 반응이 있다.

☐ 아픈 어깨로 자지 못한다.

※ 해당 증상이 지속된다면 극상근건염을 의심해 볼 수 있습니다.

극상근건염… 예방·치료하는 생활 수칙

환자분께 설명해 드린 주의사항은 다음과 같습니다.

1 무겁거나 힘쓰는 일을 피한다.

2 아픈 곳에 대한 불필요한 자극을 하지 않는다. 극상근건에 대한 손상을 자극하거나 악화시킬 수 있으므로 폼롤러나 불필요한 스트레칭을 하지 않는다.

3 자신만의 확인법을 하지 않는다. 예를 들어 어깨 돌리기, 가슴 펴기 등

4 과음을 조심한다.

5 무리한 팔 사용을 조심한다.
6 충분한 수면과 휴식을 취한다.

당장 바텐더 일을 중단할 수 없는 상황이어서 환자분께 맞는 주의사항을 알려드렸습니다. 주의사항을 잘 지키고 치료만 꾸준히 받는다면 좋아하던 헬스도 다시 할 수 있다고 말씀드렸습니다.

주의사항이나 치료 방법을 말씀드릴 때는 중간중간 환자분의 반응이나 표정에 신경을 씁니다. 환자분이 이해를 잘하고 납득을 해야 올바른 치료의 시작이 가능하다고 생각하며, 그 역할은 전적으로 주치의가 해야 한다고 생각합니다.

역류성 식도염과 상완이두건염도 병행 치료를 하였습니다. 먼저 극상근건염에 대한 치료 방법입니다.
1 극상근건염에 대한 불필요한 자극을 줄이고
2 건의 긴장도를 조절하며
3 염증을 잡아주면서 통증을 제어하고
4 전신의 회복력을 끌어올려 손상되거나 약화된 건을 강화하면서
5 기혈을 순환시켜 연조직의 회복 능력을 향상시켜 주면서

6 관절의 운동 범위를 회복시켜 주면 괴로움과 고통에서 벗어나 정상으로 돌아갈 수 있습니다.

역류성 식도염의 경우 흡연, 불규칙한 식사 습관, 과체중 등이 문제가 됩니다. 환자분의 경우 체중은 정상이었는데 담배를 많이 피운다고 해서 금연을 하면서 규칙적으로 식사를 하도록 했습니다. 특히 늦은 시간까지 근무하다 보니 식사 후 바로 자는 습관이 있다고 해서 식사 시간을 조금 앞당기거나 식사 후 일정 시간이 지나서 수면에 드는 것이 좋다고 지도해 드렸습니다.

치료 과정을 통해 환자분의 마음은 긍정적으로 변화하였고, 시간이 지날수록 적극적인 치료 의지를 보여주셨습니다.

"원장님 말씀 잘 듣고, 치료도 잘 받고, 주의사항도 잘 지키니 통증이 빨리 사라졌어요. 요즘은 잠도 잘 자고 역류성 식도염도 없어졌습니다. 다 낫긴 했지만 원장님 말씀처럼 앞으로 헬스를 할 때 무리해서 하지 않겠습니다. 정말 감사합니다."

항상 환자분들과는 치료하는 시간뿐만 아니라 중간중간 이야기를 나누는 시간이 긴 편입니다. 궁금한 사항이나 개인적인 고민, 질환으로 인한 고통을 함께 나누어 회복까지 이어질 수 있게 합니다. **몸에 병이 들면 마음까지 병들 수 있다고 생각하기 때문에 늘 진정성 있는 마음으로 환자분께 다가갑니다.**

올바른 치료도 중요하지만 환자분들의 마음까지 들여다볼 수 있어야 진정한 주치의가 될 수 있다는 철학을 가지고 오늘도 치료에 임하고 있습니다.

견쇄관절염

시리고 결리며 뻐근하면서 잘 낫지 않는 만성 어깨통증

"6개월 전부터 오른쪽 어깨가 아팠는데 3개월 전부터는 증상이 더 심해졌어요. 정형외과에서 X-ray와 MRI검사를 했는데 견쇄관절염이라고 했습니다. 처음에는 주사치료를 받았고 조금 좋아졌다가 다시 아팠습니다. 최근에는 도수치료를 했는데 별다른 호전이 없는 것 같아요. 심지어는 승모근이 약해졌다고 해서 병원에서 알려준 대로 운동도 했는데 차도가 없어요.
치료비만 나가고 더는 아닌 것 같아서 견우한의원에 오게 되었습니다. 너무 지치네요."

힘들고 지친 표정으로 내원했던 서울 강동구 암사동에 사는 30대 초반의 여성 직장인 환자분의 사례입니다. 각종 검사에 주사치료, 도수치료, 운동치료까지 병행했지만 낫지 않아 너무 고통스럽다고 하셨습니다. 치료에 대한 희망을 가지고 병원에 방문했지만 회복되지 않아 얼마나 많이 힘드셨을까요?

최근에는 오른쪽 어깨를 돌릴 때 나는 소리가 이전보다 더 심해졌다고 합니다. 통증도 더 심해진 것 같아 일주일 전 다른 병원에 갔더니 이두근건염도 있다는 말을 들었다고 합니다. 정형외과 치료와는 맞지 않는 것 같아 수소문을 하던 중에 지인 소개로 견우한의원을 방문했다고 합니다.

이 환자분과 비슷한 상황인 분들이 계실 거라고 생각합니다. 처음에는 단순한 어깨통증이겠지 생각하면서 넘어가는 경우가 많습니다. 하지만 통증이 계속되고 불편함을 느끼는 상황이 2주 이상 지속된다면 원인을 찾고 적절한 치료를 시작하는 것이 좋습니다.

잘 낫지 않는 만성 어깨통증으로 잘 알려진 견쇄관절염에 대해 도움을 드리고자 치료와 주의사항 그리고 의심해 볼 만한 증상에 대해 알려드리고자 합니다.

환자분은 견쇄관절염과 이두근건염까지 진단받은 상태였습니다. 마지막으로 내원했던 병원에서는 진단 결과만 받고 치료는 하지 않았다고 하셨습니다. 회복이 되지 않으니 당연히 병원에 대한 의심도 가질 수밖에 없었을 거라고 생각합니다.

환자분의 의심과 걱정부터 덜어드려야 했습니다. 본격적으로 치료를 시작하기 전에 입장을 바꾸어 환자분의 시점에서 먼저 생각해 보았습니다.

통증이 있어 병원에 내원했고 각종 검사와 치료에 적극적으로 임했으나 결론적으론 회복이 되지 않은 상태에서 몸과 마음이 지친 상태로 견우한의원에 내원하셨습니다. 치료도 중요하지만 따뜻한 위로의 말과 회복할 수 있는 가능성에 대해 차분한 설명이 필요하다고 생각했습니다.

먼저 견쇄관절염으로 내원해 회복이 되었던 환자분들의 사례를 소개하면서 꼭 건강한 일상생활을 찾아드리겠다는 약속을 드렸습니다.

견쇄관절염이란?

견봉과 쇄골이 만나는 지점을 견쇄관절이라고 하고, 여기에 외상이나 퇴행성 병변 등의 변화로 인해 관절염이 생긴 것을 견쇄관절염이라고 합니다. 말 그대로 어깨 관절에 생긴 관절염이기에 빠른 시일 안에 적절한 치료를 하지 않으면 증상 회복이 어려울 수 있습니다.

견쇄관절염은 직접적인 외상에 의해서 발생하기도 하지만 대개는 과사용과 습관화된 잘못된 자세 등으로 인한 어깨의 퇴행성 변화와 많은 관련이 있습니다.
대개는 환자분처럼 3~6개월 이상의 만성적인 경과를 거치며 서서히 증상이 발전하게 됩니다. 일부에서는 류머티즘과 관련해서 발병하기도 하며, 다른 말로 견봉쇄골관절염이라고 합니다.

이 환자분은 직접적인 외상이 원인이 아닌, 근무 시 습관화된 자세로 오랫동안 일을 하고 평소 잘못된 자세를 취하는 경우가 많아 이 부분이 원인으로 의심이 되었습니다. 작년까지는 취미생활로 유도나 복싱을 할 정도로 건강했지만 올해는 아파서 쉴 정도라고 했습니다.

이렇게 만성적인 경과를 거치며 증상이 발전하는 경우 일상생활에 직접적인 영향을 끼치기 때문에 빠른 치료가 필요합니다.

견쇄관절염은 시큰하고 우리하고 뻐근한 관절염이지만, 통증의 정도가 그리 심하지는 않고 가동범위에 제한이 없어 어깨가 아프다고 하면서도 팔을 들어 올릴 수는 있습니다.

통증이 있다, 없다를 반복하며 불편한 정도가 상대적으로 약해서 치료를 해야 하나 혹은 하지 말아야 하나 고민에 빠지기도 합니다.

'어깨에서 소리가 나요'라고 호소하는 원인 질환 중 하나로 팔을 사용하게 되면 어깨에서 딸각거리는 소리가 나거나 어딘가에 걸리는 듯한 혹은 찝히는 듯한 느낌을 받기도 합니다.

팔을 들어 올릴 때 통증이 생겨 아픈 곳을 지적하라고 하면 삼각근이나 목덜미가 아닌 정확히 견봉 부위를 가리키며, 해당 부위에 압통 반응을 보입니다. 아울러 일부에서는 관절에 부종이 발생하여 골 변형이나 탈구가 생기기도 해서 어깨뼈가 튀어나온 것처럼 보이기도 합니다.

눈이나 비가 오기 전날이나 날궂이 하는 날, 한쪽 어깨로 자고 나서, 무거운 물건이나 힘쓰는 일을 하고 나서, 장시간 고정된 자세로 일하고 나서, 과음이나 과로를 하고 나서, 팔을 장시간 사용하고 나서 증상이 심해집니다.

극심한 어깨통증이나 운동 범위 제한을 동반하는 오십견이나 어깨석회성건염과는 어느 정도 거리가 있는 어깨

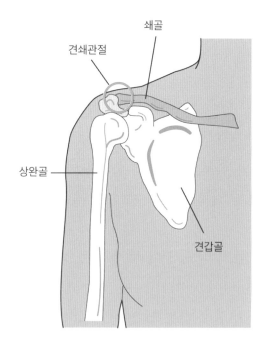

견쇄관절
쇄골
상완골
견갑골

질환이다 보니 처음부터 치료를 하기보다는 상당한 정도로 발전하고 나서 치료를 시작하는 경우가 많습니다.

견쇄관절염은 주로 어깨 위로 팔을 올리는 동작이 많은 운동선수나 관련 직업군, 또는 천장을 보지 않고 한쪽 어깨로 자는 사람, 과도한 무게로 웨이트 트레이닝을 하거나 상하차처럼 힘을 많이 쓰는 일을 할 때도 발생할 수 있습니다. 환자분처럼 장시간 고정된 자세로 일하는 직장인에게도 많이 볼 수 있습니다.

혹시 나도? 견쇄관절염 의심 증상

'나도 혹시 견쇄관절염이 아닐까?' 걱정된다면 다음 증상들을 체크해 보면 도움이 될 것입니다.

☐ 견봉을 누르면 아프다.

☐ 가동범위 제한이나 극심한 통증이 있는 것은 아닌데, 시큰하고 우리하면서 뻐근한 어깨통증이 견봉 주변에 자주 생긴다.

☐ 과음을 하거나 어깨를 많이 사용하고 나면 견봉이 아프다.

☐ 한쪽 어깨로 자고 나면 자주 견봉이 아프다.

※ 해당 증상들이 지속되거나 자주 반복된다면 견쇄관절염을 의심해 볼 수 있습니다.

견쇄관절염… 예방·치료하는 생활 수칙

이 환자분은 술을 주에 2~3회 정도 마시는 편이고, 견쇄관절염 증상이 있기 전까지는 별다른 통증이 없었는데 이제는 술을 마시고 나면 견봉이 아픈 게 확실히 느껴진다고 하셨습니다. 일상생활에서의 교정도 필요해 보여 주의사항을 먼저 설명해 드렸습니다.

1 가급적 시선을 눈높이로 하고, 내려보지 않는다.

2 엎드리거나 누워서, 돌아누워서, 또는 화장실에서 스마트폰을 하지 않는다.

3 과음이나 과로를 피한다.

4 아픈 어깨로 자지 않고 천장을 보고 자는 게 가장 좋다.

5 어깨 돌리기, 가슴 펴기 등 자신만의 증상 확인법을 하지 않는다.

6 과도한 팔 사용을 자제하고 무겁거나 힘쓰는 일을 피한다.

7 턱을 괴지 않는다.

8 장시간 고정된 자세로 일하는 경우 중간중간 자세를 바꾸어 주는 것이 좋다.

9 팔굽혀 펴기, 벤치프레스 등은 해당 부위에 대한 압력 증가로 통증을 증가시킬 수 있어 치료하는 동안은 하지 않는 게 좋다.

10 견봉을 만지거나 마사지하지 않는다.

견쇄관절염은 단독으로도 발생하지만, 어깨충돌증후군과 함께 발병하는 경우도 많아 주의가 필요합니다.

주의사항을 설명해 드리면서, 원인에 대해서도 자세히 알려 드렸습니다. 환자분은 장시간 고정된 자세로 일하는 직업적인 특성과 운동, 음주, 수면이 결합되어 견쇄관절염을 유발시켰을 가능성이 높았습니다. 일상에서의 주의사항을 잘 지키며 치료를 할 필요가 있었습니다.

환자분에게 진행했던 치료 방법입니다.

1 가급적 천장을 보고 잠을 자고

2 음주를 하게 되면 견쇄관절염이 심해질 수 있기에 양과 횟수를 줄이며

3 어깨 주변의 기혈 순환을 시켜주고

4 아픈 어깨 주변의 통증을 케어하면서

5 어깨 치료를 하는 동안 과도한 운동은 증상을 악화시킬 수 있기에 운동량을 조절하거나 한동안 쉬는 것도 좋으며

6 원기를 끌어올려 손상된 조직을 회복시켜 주면 괴로움과 고통에서 벗어날 수 있습니다.

아울러 환자분의 이두근건염도 함께 병행 치료를 했습니다. 무조건 주의사항을 지키기보다는 지금 앓고 있는 병

과 어떤 연관성이 있으며, 증상이 어떻게 악화될 수 있는지를 자세하게 설명해 드렸습니다.

"원장님이 이렇게 설명해 주시니 치료도 잘 받고 주의사항도 잘 지켜야겠다는 생각이 듭니다. 견우한의원은 처음 왔는데 제 입장도 잘 들어주셔서 지금까지 갔던 병원 중에서 가장 마음에 듭니다."

환자에게 딱 맞는 치료 방법을 찾아드리는 것은 당연히 중요합니다. 하지만 환자분께 치료에 대한 진정성을 보여드리며 마음을 먼저 헤아려드리는 것이 주치의로서 가장 먼저 해야 할 일이라고 생각합니다.

"원장님 말이 맞았던 것 같아요. 처음에는 술을 줄인다고 해서 치료와 연관이 있을까 생각했는데 술을 절제하면서 치료를 받다 보니 이제는 하나도 안 아픕니다. 정말 감사합니다."

치료 종료를 말씀드리는 날 환자분이 저에게 해주신 말씀입니다. 무엇보다 치료를 더 이상 받지 않아도 된다는 말에 너무 기쁘다고 하셨습니다.

견우한의원에 내원해 주시는 모든 환자분들 그리고 함께 오시는 보호자들! 병원에 오기까지 얼마나 많은 치료와 검사, 통증에 힘겨워 했을지 생각하면 마음이 무겁습니다.

아픈 마음을 달래드리며 하루 빨리 회복을 도와드리고 싶습니다. 병원이 무섭고 치료가 두려울 수도 있습니다. 그런 마음을 바꾸어 드리고 용기 내어 치료받을 수 있도록 노력하겠습니다.

근막통증증후군

통증에 집착하면 속절없이 당하는 증후군

"일 때문에 스트레스를 받기 시작하면서 목과 어깨가 항상 뻐근하고 결리는 느낌이 들었습니다. 특히 오른쪽 어깨를 움직일 때 통증이 심한 건 아닌데, 찝히고 쪼여오는 듯한 느낌을 받아서 신경이 쓰이고 불편합니다. 정형외과와 대학병원에 다니며 검사는 다 해본 것 같은데 별다른 이상이 없다고 했습니다. 마지막에 간 병원에서는 근막통증증후군인 것 같다고 해서 도수치료, 주사치료 등 안 받아본 치료가 없어요. 치료 당시에는 효과가 있는 것 같았는데 시간이 지나면 다시 증상이 반복되네요."

근막통증증후군 진단을 받고 회복이 되지 않아 견우한의원에 내원하신 서울 마포구 아현동에 거주하는 30대 중반 남성 환자분의 사례입니다.

각종 치료를 해도 낫지 않는 증상으로 인해 스트레스가 심하다고 하셨습니다.

만성적으로 목과 어깨가 자주 뻐근하고 결리면서 다양한 관련 증상이 나타나 혹시 큰 병은 아닐까 하는 마음에 환자분처럼 여러 가지 검사를 받아보지만 검사상 아무런 이상이 없다고 나오는 경우가 있습니다.

이런 경우 의심해 볼 수 있는 증후군 중 하나가 바로 근막통증증후군입니다.

이 환자분도 마지막 병원에서 근막통증증후군 진단을 받았지만 나아지지 않아 혹시 다른 큰 병 때문인 건 아닌지 걱정과 불안을 안고 견우한의원까지 오게 되었다고 하셨습니다.

이 글을 읽고 계신 분 중에도 같은 고민과 걱정을 갖고 계신 분도 있을 것입니다. 이미 검사와 치료에 지친 분들도 있을 것이고, 혹시 더 나은 치료 방법이 있는지 찾고 계신 분도 있을 것입니다.

이런 상황에 조금이나마 도움을 드리고자 근막통증증후군에 관해서 설명해 드리려고 합니다. 도움이 될 수 있는 치료 방법 그리고 일상에서의 주의사항도 함께 알려 드리려 하니 끝까지 읽어보면 도움이 될 것입니다.

"큰 병이 아니라면 좋겠어요. 일도 스트레스인데 도수치료에 주사에 약까지 먹어야 하니 몸이 너무 지쳐요. 원장님 저는 아직 일도 계속해야 하는데 평생 이 병을 가지고 살아야 한다면 어떻게 하죠?"

이미 근심, 걱정이 가득한 모습에 우울증이 온 건 아닐까 의심이 들 정도로 환자분의 마음은 몹시도 지친 상태였습니다.

환자분께 회복할 수 있다는 믿음과 치료 방법을 정확하게 전달해 드려야겠다는 마음이 들었습니다. 일단 환자분이 앓고 있는 '근막통증증후군'에 대해서 차분히 설명해 드렸습니다.

근막통증증후군이란?

근막통증증후군은 누구나 한 번 이상은 경험하게 되는 증후군으로 감기나 근육통처럼 가볍게 지나가는 사람도 있습니다. 심지어는 모르고 지나치기도 합니다.
하지만 수십 번 이상, 수개월에서 수년에 걸쳐 고생하는 분들도 계십니다. 심지어는 우울증이나 강박증으로 발전해 상당 기간 고통을 받기도 합니다.

스스로 해결하기 위해 만지거나 마사지, 스트레칭 등을 하면 할수록 일시적으로만 상태가 호전되며, 근본 증상에 별 차도가 없는 증후군입니다. 그래서 무엇보다 예방과 초기 치료가 중요합니다.

근육을 둘러싸고 있는 근막에 통증 유발점이 생기면서 뻐근함, 결림, 당김, 쪼임, 저림, 따끔거림, 화끈거림, 서늘함 등 참을 만한 거슬리는 불편함을 동반하는 이상통증증후군입니다. 증상이 발전하면 두통, 어지러움, 이명을 유발하기도 합니다.

일부에서는 아침이면 뻐근함, 결림, 당김, 쪼임 등의 이상

통증이 심해 "아침이 무섭다."라는 표현을 하기도 합니다. 증상이 심할 때는 자려고 누우면 뻐근하고 결려서 잠을 청하는 데 수십 분에서 수 시간이 걸리기도 합니다.

처음부터 일상생활에 막대한 지장을 주기보다는 하루 중에 1~2번, 일주일에 2~3회 정도로 해서 완만하게 발생하다가 증상이 발전하게 되면 그 정도가 심해집니다. 하루에도 수회에서 수십 번에 걸쳐 불편함을 유발해 일상생

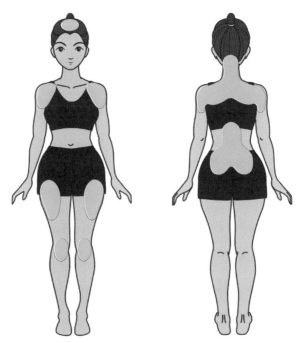

[근막통증증후군 호발 부위]

활에 심각한 영향을 미치게 됩니다. 그래서 근막통증증후군으로 내원한 환자분들의 통증 기간을 물어보면 수개월에서 수년 이상 된 환자분들을 흔하게 볼 수 있습니다.

참을 만한 이상 통증이라고 해서 스트레칭이나 마사지로 푸는 것이 아닌, 초기에 적극적인 치료를 해서 만성화로 진행되는 것을 막는 것이 무엇보다 중요합니다.

혹시 나도? 근막통증증후군 의심 증상

'나도 혹시 근막통증증후군은 아닐까?' 걱정된다면 다음 내용을 참고해 보면 좋을 듯합니다.

☐ 원인을 알 수 없는 담이나 근육통이 자주 생긴다(2주 이상 지속이 되는 경우).

☐ 1번 증상과 함께 소화 장애, 탈모, 두통이나 편두통, 눈 충혈이나 눈 피로, 기억력이나 집중력 저하, 턱관절장애, 어지러움 등이 느껴진다.

☐ 목과 어깨, 등, 엉덩이, 흉쇄유돌근, 쇄골, 겨드랑이, 서혜부 등에 뻐근함, 결림, 당김, 쪼임 등의 설명하기 어려운 불편함이 있다.

※ 해당 증상들이 지속된다면 근막통증증후군을 의심해 볼 수 있으며, 설령 근막통증증후군이 아니더라도 초기에 정확한 원인을 찾아 빠르게 치료하는 것이 좋습니다.

정확한 발생 원인이 알려진 것은 아니지만 외부적으로는 근육에 스트레스를 주는 습관화된 잘못된 자세가 주원인입니다. 추가로 과로, 과음, 불면, 외상, 불규칙한 생활습관, 외부 자극에 대한 과민반응(추운 날씨 등) 등이 더해지면서 증상이 발전하는 것으로 알려져 있습니다.

내부적으로는 예민하거나 까탈스러운 성격, 완벽주의적인 성향, 강박적 집착, 과도한 스트레스나 긴장에 노출된 사람들에게 발생하기 쉬운 것으로 알려져 있습니다.

내원한 환자분은 직장에서 스트레스를 많이 받고 게다가 컴퓨터를 장시간 사용하면서 목과 어깨 근육이 과도하게 긴장하고 굳으면서 근막통증을 유발한 것으로 보였습니다. 통증에 대한 회복을 하더라도 환자분의 일상생활에 변화가 없다면 언제든 재발할 수 있어 심리치료를 함께 병행하기로 했습니다.

추가로 근막통증증후군은 용접, 콜센터 상담원, 도장, 조립 라인과 같은 반복직업군이나 고정된 자세로 장시간 일하는 사람들에게 발생하기 쉽습니다. 낮과 밤의 생활 리듬이 자주 바뀌는 경비원, 경찰, 조종사, 스튜어디스,

입원실 간호사 같은 특수직 종사자들에게도 생기기 쉽습니다.

여러 직업군이 걸리기 쉬운 만큼 정말 많은 환자분들이 해당 질병으로 내원하십니다. 많은 환자분들의 건강한 일상을 되찾아드린 만큼 이 환자분도 꼭 회복할 수 있다는 믿음을 드렸습니다.

근막통증증후군… 예방·치료하는 생활 수칙

치료도 중요하지만 환자분이 일상에서 주의해야 할 점을 자세히 설명해 드렸습니다.

1 충분한 수면과 휴식을 취한다.

2 과음과 과로를 피한다.

3 아픈 부위를 만지거나 과도한 스트레칭을 하지 않는다.

4 고개를 숙이고 장시간 스마트폰이나 책을 보지 않는다.

5 통증이나 스트레스, 이상 감각에 예민하게 반응하지 않는다.

6 격렬한 운동보다는 주기적으로 가벼운 유산소 운동을 한다(빨리 걷기나 가벼운 조깅 등).

7 장시간 고정된 자세로 일하기보다는 중간중간 자세를 바꾸어 준다.

8 무겁거나 힘쓰는 일을 하지 않는다.

9 엎드리거나 누워서, 돌아누워서, 혹은 화장실에서 책이나 스마트폰을 보지 않는다.

10 수면장애를 유발할 수 있는 카페인이 들어간 음료를 피하는 것이 좋다.

11 지속적인 반복 동작을 피한다.

특히 과도하게 스트레스를 받거나, 고정된 자세로 일하고 나서, 무겁거나 힘쓰는 일을 하고 나서 일시적으로 심해질 수 있는데 이럴 때 과민하게 대응하지 않는 게 중요합니다.

환자분께 설명해 드렸던 치료 방법은 다음과 같습니다.

1 목과 어깨 주변의 뭉친 근육을 풀어주면서

2 기혈 순환을 시켜 손상된 조직을 회복하고

3 통증 유발점의 재발을 막으면서

3 일상생활을 방해하는 통증을 경감시키고

4 잘못된 자세와 생활습관 교정을 병행하면서

5 원기를 끌어올려 근막의 정상화를 도와주면 괴로움과 고통에서 벗어날 수 있습니다.

알려드린 주의사항을 잘 지키고, 긍정적인 마음으로 치료에 적극적으로 임한다면 충분히 회복할 수 있다고 안심시켜 드렸습니다. 환자분의 심리치료도 함께 진행을 하였습니다.

"치료도 치료지만, 알려주신 주의사항을 기억하며 최대한 지키려고 노력했어요. 처음보다 통증도 훨씬 줄어들었고 스트레스도 덜 받는 것 같습니다. 요즘은 일할 때도 스트레스를 안 받으려고 저만의 방법을 찾는 중이에요. 제 일상에 변화를 느끼는 것 같아 너무 다행이라는 생각이 들었습니다. 감사합니다"

다양한 병과 고통을 혼자 짊어지지 마시고 환자분처럼 꼭 용기를 내어 가장 맞는 주치의를 만나 건강한 일상을 되찾았으면 좋겠습니다. 한 분 한 분 가족을 치료한다는 마음으로 정성을 다해 임하겠습니다.

어깨관절와순파열

어깨가 무겁고 불안정할 때 의심해 볼 수 있는 질환

"사회인 야구를 한 지는 3년 정도 되었습니다. 운동을 좋아해서 필라테스, 수영, 요가 등을 골고루 했는데 그중 야구가 가장 마음에 들어 꾸준히 하고 있습니다. 일상생활에는 별다른 문제가 없었는데, 어느 순간 어깨가 빠지면서 무겁고 불안정한 느낌이 들어 병원에 갔더니 어깨관절와순파열이라고 했습니다. 그래서 체외충격파, 주사, 운동 치료 등을 꾸준히 받아 병원에서는 치료가 잘되었다고 하는데 공을 던져보면 여전히 불편함이 남아있어 신경이 쓰입니다. 병원에서는 치료가 됐다고 하는데 답답하네요. 견우한의원이 어깨를 잘본다고 해서 방문하게 되었습니다."

서울 은평구 연신내에 거주하는 28세 여성 사회인 야구 선수로 포지션은 투수를 하고 있으며, 직업은 은행원이라고 하셨습니다.

이미 병원에서 여러 치료를 거치면서 많이 지친 상황이었습니다. 여전히 불편하고 증상이 남아있지만 치료가 다 되었다는 말에 답답하고 스트레스로 이어졌다고 합니다. 야구뿐만 아니라 은행원으로서의 업무도 해야 하는데 불편한 통증이 지속되니 집중력도 떨어지고 자신감도 떨어졌다고 합니다.

하루 빨리 완전히 회복하여 좋아하던 스포츠를 즐기고 싶지만 이제는 그만두어야 하나 생각도 했다고 합니다.

원인 모를 불편함에 잠도 제대로 못 이루는 상황이어서 최대한 빠르게 환자분의 회복을 도와드리겠다고 약속했습니다.

"병원에서도 치료가 되지 않았는데 한의학으로 회복이 가능할까요?"

"회복이 되더라도 지금처럼 재발이 될까 무섭습니다."

"한의원에서는 어떻게 치료하나요?"

어깨관절와순파열로 견우한의원에 오는 환자분들이 자주 질문하는 내용입니다.

내원 시 걱정도 되고 의심이 드는 것은 당연합니다. 한의원이 처음인 분이라면 더더욱 그럴 수 있다고 생각합니다. 환자분의 입장을 우선으로 생각하기에 궁금하거나 불안한 마음을 가지고 계신다면 언제든 편하게 말씀해 달라고 부탁드립니다.

이 같은 고민을 환자분과 함께 슬기롭게 풀어나가는 것이 평생 주치의가 해야 하는 역할이라고 생각합니다.

지금 이 글을 읽고 계신 분 중에도 어깨통증으로 인해 고통을 받고 있거나 또는 치료를 받았음에도 재발되어 힘들어하고 있는 경우도 있을 것입니다. 많은 시간과 상당한 비용을 들여가며 열심히 치료를 받아 회복이 되었다가 다시 재발한다면 얼마나 속상하고 불안할까요?

"사회인 야구를 한 지 3년이나 되었고, 자세가 틀렸던 것도 아닌데 갑자기 어깨에 통증이 생겼다는 게 이해가 되지 않았어요. 병원에서도 단순히 야구를 무리하게 해서 그런 거라 치료를 잘 받으면 괜찮아질 거라고 했습니다. 그래서 치료도 열심히 받았는데 결과가 이러니 짜증나는 불편함을 평생 가지고 살아야 하는 건 아닌지 정말 두렵고 하루하루 걱정하면서 살아요. 빨리 회복하고 싶습니다."

어깨관절와순파열에 대해 제대로 된 설명조차 듣지 못한 상태였고, 단순히 야구가 원인이라고만 하니 환자분 입장에서는 답답한 마음이 컸다고 합니다.

어깨관절와순파열이란?

팔 위쪽 뼈가 어깨 관절에서 이탈하지 않도록 잡아주는 섬유질 연골인 관절와순이 찢어져 관절에서 떨어져 나온 것을 어깨관절와순파열이라고 합니다.

어깨관절와순파열은 Superior Labrum Anterior to Posterior의 준말로, 주로 labrum(관절와순) 윗부분이 벽지가 벽에서 뜯어지는 것처럼 잘 파열한다고 해서 붙여진 이름입니다.

관절와순의 윗부분이 파열되면 SLAP병변, 관절와순의 아랫 부분이 파열되면 Bankart병변이라고 합니다. SLAP 병변은 한국인 메이저리거였던 류현진 선수가 수술을 받기도 해서 잘 알려진 어깨통증이기도 합니다. 운동선수들에게 많이 발생하지만 몸짱 열풍과 함께 30대 미만의 젊은 연령층에서도 발병이 증가하고 있습니다.

어깨관절와순파열은 과도한 어깨 관절의 외전 및 외회전에 의해서 상완이두근 장두에 과도한 부하가 걸리면서 어깨 관절의 안정성을 유지하는 관절와순이 붙는 부착 부위가 앞뒤로 찢어지는 병입니다. 다른 말로는 슬랩, 상부관절와순파열, 관절와순파열, 와순파열이라고도 합니다.

어깨를 부딪히거나 팔을 짚고 넘어지는 등의 외상을 제외하고는 주로 30세 미만 남자의 자주 쓰는 팔에서 생기

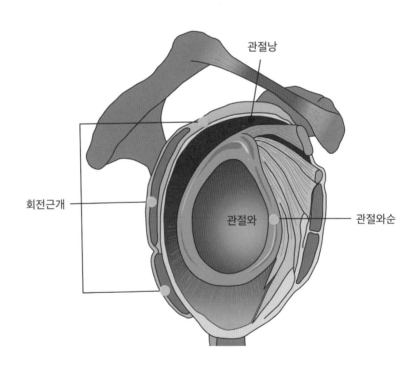

며, 야구 투수나 배드민턴, 테니스, 핸드볼, 수영과 같이 팔을 높이 드는 운동을 하는 사람에게 생기기 쉽습니다. 이는 팔을 과도하게 올렸다 내렸다를 반복함으로써 상완 이두근의 장두가 반복적으로 관절와순을 잡아당겨 찢어지는 경우가 많기 때문입니다. 일부에서는 헬스를 오래 하면서 발생하기도 합니다.

환자분의 경우는 야구뿐만 아니라 다른 운동도 함께 병행하여 원인이 될 수 있다고 판단이 되었고, 야구를 할 때 자세가 잘못되어서라기보다는 관련 스포츠를 즐기는 사람이라면 누구나 발병할 수 있는 어깨통증이라고 설명해 드렸습니다.

완전히 회복할 때까지는 모든 스포츠를 잠시 중단하라고 당부드렸고, 다시 좋아하는 스포츠를 건강하게 즐길 수 있게 도와드리겠다고 약속을 드렸습니다.

상부 관절와순은 뼈에 느슨하게 부착되어 있어 다른 부위보다 손상받기 쉬운 연골입니다. 그래서 어깨관절와순 파열은 팔로 짚고 넘어지면서 생기거나, 무리하게 공을 던지거나, 과도하게 팔을 당기거나, 팔을 뻗으면서 슬라

이딩을 하다가 넘어지는 등의 직접적인 외압 등에 의해서 생기기도 합니다.

일반적인 어깨통증과는 달리 이 질환만의 특별한 증상이나 이학적 검사가 없고 다른 어깨 병변과 동반되는 경우가 많아 진단이 쉽지 않습니다.

혹시 나도? 어깨관절와순파열 의심 증상

'나도 혹시 어깨관절와순파열일까?' 의심 증상이 있다면 다음 증상들을 체크해 보면 좋을 듯합니다.

☐ 주로 어깨 뒤쪽에 만성적인 뻐근한 통증이 나타난다.

☐ 일상적인 동작에 불편함은 없으나 팔을 어깨너머 위로 올리거나 뒤로 젖힐 때, 옷을 입거나 벗을 때, 무거운 물건을 들 때 통증이 심하다.

☐ 어깨가 무겁고 불안정한 느낌이 들며, 심한 경우 어깨가 빠지는 느낌도 든다.

※ 해당 증상들이 지속된다면 어깨관절와순파열을 의심해 볼 수 있으며, 설령 어깨관절와순파열이 아니더라도 초기에 정확한 원인을 찾아 빠르게 어깨통증을 치료하는 것이 중요합니다.

환자분의 경우도 일상적인 동작에는 큰 불편함은 없었지만 특정 동작으로 팔을 사용하면 불편함이 느껴지고 결리는 느낌이 든다고 하셨습니다. 이렇듯 증상을 정확하게 체크하여 환자분께 가장 맞는 치료를 하는 것이 중요합니다.

대부분은 통증이 생겨도 운동을 쉬면 증상이 일시적으로 완화되기 때문에 간단한 근육통으로 알고 치료 없이 지내다가 다시 운동을 시작하는 바람에 재발이 됩니다. 따라서 초기에 정확한 진단을 받고 치료를 하는 것이 좋습니다.

관절와순이 파열되면 상완골두를 잡아주지 못하기 때문에 어깨탈구(어깨탈골)가 생길 수 있으며, 적절한 치료를 하지 않게 되면 습관성(재발성) 탈구로 발전할 수 있습니다.

환자분은 어깨관절와순파열에 대한 설명을 듣고 나서는 마음이 한결 편안해지고, 재발 없이 치료가 가능할 것 같다는 믿음이 생겼다고 하셨습니다.
환자가 믿고 따를 수 있는 주치의가 되어야 환자분이 긍정적인 마음으로 건강하게 치료받을 수 있다고 생각합니다.

어깨관절와순파열… 예방·치료하는 생활 수칙

치료를 꾸준히 받는 것도 중요하지만 일상에서 주의사항을 잘 지키는 것도 매우 중요합니다. 환자분께 티칭해 드렸던 주의사항은 다음과 같습니다.

1 충분한 수면과 휴식을 취한다.

2 과음과 과로를 피한다.

3 술을 삼간다.

4 아픈 어깨로 자지 않는다.

5 무거운 물건을 들거나 힘쓰는 일을 하지 않는다.

6 반복적인 혹은 과도한 어깨 사용을 조심한다.

7 어깨통증을 유발하는 특정 동작이나 자세를 피한다.

8 팔을 어깨너머로 올리지 않는다.

9 손을 짚고 일어나거나 손을 짚고 앉지 않는다.

환자분에게 적용한 어깨관절와순파열 치료 방법은 다음과 같습니다. 환자분은 우울함과 불안함도 심했던 상황이라 심리치료도 함께 병행했습니다.

1 어깨 주변 근육을 풀어주면서

2 무리한 어깨 운동을 조심하고

3 통증을 유발하는 염증을 제거하며

4 기혈 순환을 통해 관절와순의 회복을 도와주고

5 원기를 끌어올려 약화된 연부 조직을 강화하고 회복 능력을 극대화하면 괴로움과 고통에서 벗어나 건강한 상태로 돌아갈 수 있습니다.

"사실 한의원 치료로도 재발이 되면 어쩌나 엄청 불안했습니다. 지금은 불편하거나 찝히는 부분도 없고 야구를 다시 시작할 수 있게 되어서 너무 기뻐요. 치료하는 기간 동안 신경을 많이 써주시는 게 느껴졌습니다. 앞으로도 주의사항 잘 지키면서 건강하게 지내겠습니다. 어깨가 아프면 또 올게요. 감사합니다."

견우한의원을 믿고 열심히 치료에 임해주었기에 나을 수 있었다고 생각합니다. 모든 환자분들이 치료 종료 후에는 건강한 일상을 유지했으면 좋겠습니다. 마지막까지도 주의사항을 티칭해 드리는 이유 중 하나입니다.

이제는 어깨통증이 없어 좋아하던 야구를 다시 시작할 수 있게 됐고, 혹여나 다른 곳이 아파도 견우한의원에 오겠다는 말씀도 해주셨습니다. 그동안의 연구와 노력들이 결코 헛되지 않았다는 것을 실감했습니다.

CHAPTER 03

찌릿찌릿 팔통증
치료에서 예방까지

골프엘보

테니스엘보

팔꿈치터널증후군

주두점액낭염

골프엘보

팔꿈치 안쪽이 아픈 병

"골프를 즐겨한 지는 5년 정도 되었습니다. 모임도 많고 손님들과 소통하려면 골프만 한 운동이 없어서 자주하는 편인데 작년 후반부터 통증이 심해져 병원에 갔더니 양 팔꿈치에 골프엘보가 생겼다고 합니다.

그래서 충격파에 주사치료, 물리치료까지 받았는데 처음에는 좋아진 듯하다가 다시 재발하기를 반복해서 이번엔 한방 치료를 받아보려고 견우한의원에 왔습니다."

골프엘보 진단을 받은 서울 영등포구 문래동에 거주하는 50대 초반 여성 공인중개사 환자분의 사례입니다.

5년 동안 골프를 쳤고 특별한 외상이 있었던 것도 아니었는데 갑작스럽게 통증이 생겨 당황스럽고 힘들다고 했습니다. 가장 좋아하는 운동이기도 하고, 비즈니스와도 연관이 되어 있어서 골프를 즐겨 쳤는데 이제는 팔꿈치통증 때문에 중단했다고 하셨습니다.

골프뿐만이 아니라 집안일을 하거나 공인중개사로 일을 할 때도 통증이 있어서 너무 불편하고 심적으로 우울함까지 느껴진다고 하셨습니다. 이 병원, 저 병원에서 권하는 치료는 모두 받아보았으나 재발하고 또 재발하면서 병원에 대한 신뢰감도 떨어졌다고 했습니다.

골프엘보에 관해서 제대로 알고 있지도 않은 상황이어서 환자분의 이야기를 충분히 들어드리고, 재발이 되지 않도록 가장 맞는 치료 방법과 주의사항을 알려드리겠다고 약속했습니다.

이 글을 읽고 계신 분들 중에서도 골프엘보가 재발되고 또 재발하면서 고통을 받고 있거나 이를 함께 고민하는 보호자들이 있을 거라고 생각합니다. 그런 분께 조금이나마 도움을 드리고자 골프엘보에 대해 반드시 알고 있어야 할 정보를 알려드리려고 합니다.

"제가 골프를 치면서 크게 다친 적도 없고 자세가 이상했던 것도 아닌데 갑자기 아프니까 이해가 안 되더라고요. 무리해서 하는 편도 아니었고 게다가 계속 재발이 되니까 병원을 잘못 찾아갔나 싶더라고요. 주변에서 견우한의원은 치료가 끝나도 재발이 없다고 해서 왔는데 아직은 잘 모르겠어요."

다니고 있던 병원에서 각종 치료를 했지만 재발이 되어 신뢰도가 많이 떨어진 상태였습니다. 충분히 그렇게 생각할 수 있는 일입니다. 어떻게 하면 환자분이 견우한의원을 믿고 치료를 시작할 수 있을지 고민했습니다.

골프엘보에 관해 다른 환자분들의 회복된 사례를 먼저 말씀드리고, 왜 이 질환이 생겼는지에 대해 원인을 찾아 충분히 설명해 드렸습니다.

야외 운동을 즐기는 사람들이 늘고 있습니다. 야외 운동하면 골프를 빼놓을 수 없는데 아무리 좋은 운동이라도 단점은 있기 마련입니다. 골프의 단점을 꼽자면 바로 골프엘보입니다. 환자분처럼 골프를 좋아하는 사람이라면 가장 먼저 팔꿈치 통증을 조심해야 합니다.

골프엘보란?

골프엘보는 골프를 많이 치는 사람들에게 잘 생긴다고 해서 붙여진 이름이지만, 골프를 전혀 하지 않아도 팔을 많이 사용하는 사람이라면 누구나 생길 수 있습니다.
외상으로도 생길 수 있으나 대개는 과사용과 관련해서 생기는 퇴행성 질환으로 팔꿈치 안쪽에 튀어나온 뼈인 상완골 내상과에 염증이 생기면서 통증이 발생하고 주로 40대에 많이 발생하는 편입니다.

환자분께는 골프엘보가 잘못된 자세나 외상이 아니더라도 과사용으로 인해서 충분히 생길 수 있고, 지금 상태로는 치료만 잘 되면 충분히 회복이 가능하다고 말씀드렸습니다.
재발도 주의사항만 잘 지킨다면 반복되지 않을 것이니 너무 걱정하지 않아도 된다고 말씀드렸습니다.

치료를 하는 것도 중요하지만 환자분이 가장 스트레스를 받고 있고 고민하는 부분을 먼저 찾아서 안정시켜 드려야 한다고 생각합니다.

골프엘보는 다른 말로 상완골내상과염, 상완골내측상과염, 내측상과염, 내상과염, 팔꿈치내측상과염, 골프엘보우라고 합니다. 정확한 의학적 진단명은 공통굴곡근 힘줄병입니다.

손을 많이 사용할수록 근육과 힘줄에 과부하가 걸리게 되고 이는 상완골 내상과에 그대로 전달되기 때문에 일정한 정도를 넘어서게 되면 염증으로 발전하게 됩니다. 이런 상태가 지속적으로 발전하게 되면 염증이 심해지고, 여기에 과사용에 따른 퇴행성 변화가 더해지면서 팔꿈치 통증이 생기게 됩니다.

예를 들어 오른손잡이 환자의 경우 골프를 지나치게 해서 팔꿈치에 문제가 생긴다면 오른손에는 골프엘보, 왼손에는 테니스엘보가 생기기 쉽습니다. 오른손의 경우 손이 안쪽으로 굴곡하면서 상완골 내상과에 지속적인 과부하가 걸리면서 골프엘보, 왼손에 문제가 생기는 경우 손이 바깥쪽으로 신전하면서 과도한 힘이 상완골 외상과에 집중되면서 테니스엘보를 유발할 수 있습니다.

테니스와 골프를 한다고 해서 특정질환이 생기는 것이

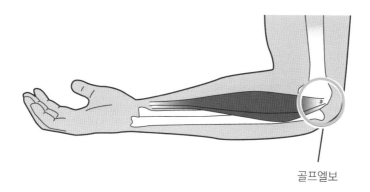

골프엘보

아니라 어느 팔에 어떤 과부하가 걸리는가에 따라 관련된 문제가 발생하는 것입니다. 골프를 해도 테니스엘보, 테니스를 해도 골프엘보가 생길 수 있습니다.

골프엘보의 경우 팔꿈치 안쪽에 압통 반응이 있으며, 물체가 상완골 내상과에 접촉하거나 손목을 안으로 구부리거나 주먹을 쥘 때, 손바닥을 위로 해서 물건을 들 때 팔꿈치 안쪽에 통증이 생깁니다.

그 외에는 문고리를 돌리거나, 젓가락질을 하거나, 창문을 여닫을 때, 커피 잔을 드는 동작 등에 장애가 생겨 일상생활이 불편하고 손에 쥐는 힘이 약해져 중풍이 오는건 아닌가 하는 의심을 하기도 합니다.

아울러 아침에 일어났을 때 팔꿈치가 뻣뻣해지기도 하는데, 대개는 일정 시간이 경과하게 되면(기상 후 2~3시간 전후) 부드러워지게 됩니다. 심한 경우 팔을 들어 올리지도 못하고, 척골신경이 눌려 감각이나 운동장애가 생길 수도 있습니다. 우울증, 체중 감소, 식욕 저하가 동반되기도 합니다.

환자분의 경우는 식욕 저하와 체중 감소가 동반되었다고 하셨는데요. 다른 질환이 생겼나 하고 의심을 하기도 했지만 설명을 통해 골프엘보 때문이었다는 것을 알게 되었다고 합니다.

혹시 나도? 골프엘보 의심 증상

'나도 혹시 골프엘보가 아닐까?' 생각하거나 증상이 비슷하다고 느끼는 분들이 계시다면 다음 증상들을 체크해 보면 도움이 될 것입니다.

☐ 상완골 내상과(팔꿈치 안쪽에 튀어나온 뼈)를 누르면 아프다.

☐ 손바닥을 위로 해서 물건을 들면 팔꿈치 안쪽이 아프다.

☐ 손목을 상완골 내상과 방향으로 젖혔을 때 통증이 있다.

☐ 일상생활에서 팔꿈치 안쪽에 통증이 있다.

※ 해당 증상들이 지속되거나 자주 반복된다면 골프엘보를 의심해 볼 수 있습니다.

골프엘보… 예방·치료하는 생활 수칙

환자분의 경우는 다행히 손을 많이 쓰는 직업이 아니고, 골프도 쉴 수 있는 상황이어서 빠른 회복이 가능했습니다. 다음의 주의사항들을 먼저 설명해 드렸습니다.

1. 가급적 손사용을 줄인다. 평소 사용량의 50% 정도로 줄이되 오른팔과 왼팔의 사용 비율은 그대로 유지하는 것이 좋다. 예를 들어 오른손잡이가 오른손에 골프엘보가 발생했다고 해서 오른손을 사용하지 않고 왼손 위주로 생활하게 되면 왼팔에도 골프엘보가 발생할 수 있다.

2. 손바닥을 위로 하여 물건을 들지 말고 손등을 위로 해서 물건을 든다.

3. 술을 삼간다.

4. 아침에 일어났을 때 뻐근하거나 결린다고 해서 바로 스트레칭을 하기보다는 기상 후 2~3시간 정도 지나서 한다.

5. 아픈 부위(통처)를 만지거나 불필요한 마사지를 하기보다는 가만히 두는 게 좋다. 아픈 부위에 지속적인 자극을 하게 되면 2차적인 손상으로 발전할 수 있다.

6. 팔꿈치가 뻑뻑하고 불편하다고 해서 무리하게 팔을 굴곡, 신전하게 되면 그 순간은 좋아지는 듯한 느낌을 받을 수 있지만 또다른 추가 손상이 생길 수 있다.

7. 장바구니나 쇼핑백을 들 때 아픈 상태로 들고 있기보다는 손목

을 조금씩 돌려 가장 안 아픈 상태에서 물건을 드는 것이 좋다.

8 무거운 물건을 들거나 힘쓰는 일을 하지 않는다.

9 충분한 수면과 휴식을 취한다.

방치하면 관절염으로 악화될 수 있기에 초기 치료가 정말 중요합니다. 환자분께 진행했던 치료 방법입니다.

1 아픈 팔 사용을 50% 정도로 줄이고

2 팔꿈치 주변 근육을 풀어주면서

3 통증을 유발하는 염증을 줄여주고

4 기혈을 순환시켜 손상된 건의 정상화를 도와주면서

5 원기를 끌어올려 재발을 방지하며

6 증상에 맞는 스트레칭을 병행하면 괴로움과 고통에서 벗어나 이전처럼 건강한 생활을 누릴 수 있습니다.

"너무 아프고 우울했었는데 이렇게 빨리 회복되다니, 저한테 기적이 일어난 듯한 기분이었어요. 예전에는 치료하고 나면 한 달도 안 되어 다시 재발했는데 견우한의원에서 치료하면서 통증도 없어지고 식욕도 다시 돌아왔습니다. 정말 감사합니다."

가장 고민이었던 재발과 식욕 저하에 대해 해결되었다고

말씀해 주시니 정말 다행이라고 생각했습니다. 진심을 다해 이야기를 들어드리고 환자분의 적극적인 치료 의지가 있어 가능한 일이었다고 생각합니다.

늘 치료 종료 시점이 되면 환자분들이 먼저 감사하다는 말씀을 해주십니다. **더 이상 아프지 않고 건강한 일상을 되찾았다고 하실 때마다 감사하고 한의사로서 보람을 느낍니다. 그동안의 연구와 저의 치료 철학이 틀리지 않았다고 느낍니다.**

환자분이 생각하는 올바르고 진정성 있는 주치의가 되려면 어떻게 해야 하는지 늘 고민합니다. 늘 따뜻함을 느낄 수 있도록 환자분의 마음까지 들여다보아야 한다는 철학을 가지고 치료에 임하고 있습니다.

테니스엘보

팔꿈치 바깥쪽이 아픈 병

"2년 전부터 목과 양쪽 어깨, 오른쪽 팔꿈치와 손목에 통증이 있었어요. 가정주부라 집안일을 무리하게 했구나 싶어서 간단한 스트레칭 정도만 하고 넘어갔습니다.

하지만 3개월 전부터 다시 오른쪽 팔꿈치가 심하게 아파서 정형외과에서 X-ray도 찍고 초음파 검사도 했는데 테니스엘보와 손목건초염이라고 했습니다. 오른쪽 어깨도 근막통증증후군으로 인해 찜히고 불편함이 생기는 것 같다고 했습니다. 검사 후 충격파, 물리치료, 주사치료까지 안 한 게 없어요.

3개월 치료해도 나아지는 게 없어서 견우한의원에 오게 되었습니다."

깊은 한숨을 내쉬며 이야기를 시작했던 서울 강남구 압구정동에 사는 50대 가정주부 환자분의 사례입니다.

단순 통증이라 생각하고 가볍게 넘겼으나 2년이 지난 후 통증은 심해져 테니스엘보와 손목건초염 진단을 받은 상태였습니다. 이미 각종 치료와 검사에 몸과 마음이 많이 지친 상태로 내원하셨습니다.

열심히 가정을 챙긴 것밖에 없는데 갑작스레 몸이 안 좋아지니 우울함이 밀려왔다고 하셨습니다. 다니던 병원에서도 호전이 되지 않아 정형외과 치료만으로는 불안하고 걱정이 되었다고 하셨습니다.

걱정하고 불안해하는 환자분의 모습을 보니 마음이 아프고 어깨가 무거웠습니다. 호전이 되지 않아 병원에 대한 트라우마가 생기면 어쩌나 걱정도 되었습니다.

이 글을 읽고 있는 분들 중에서도 테니스엘보로 치료를 받고 있거나 또는 재발에 대한 걱정을 하고 있는 분이 있을 것입니다. 지난 18년간 테니스엘보 환자분들의 회복을 도와드렸던 사례와 치료 방법 등을 통해 조금이나마 도움을 드리려고 합니다.

환자분의 정확한 치료를 위해 이야기를 자세하게 들었습니다.

"생각해 보니까 집안일을 하면서 제대로 쉰 적이 별로 없었던 것 같아요. 아이들 등원시키고 청소하고 나면 다시 하원 시간이어서 다시 식사를 준비하고 치우는 생활을 15년 넘게 반복해 왔네요. 저도 모르게 스트레스도 받았던 것 같고요. 하지만 원장님, 이건 매일 하던 일이고 2년 전에도 잠깐 아팠다가 괜찮아졌는데 집안일이 원인이 될까요?"

15년이나 넘게 해 온 집안일인데, 이렇게 갑자기 질환이 발생할 수 있는지 의문을 품고 계셨습니다.

테니스엘보는 손을 과사용하는 사람이라면 누구에게나 발생할 수 있는 팔꿈치 과사용 증후군입니다. 의문을 품은 부분에 대해 쉽게 설명을 드리고, 앞으로 빠른 회복을 위해 함께 진행할 치료 방법에 대해서도 차분하게 설명을 드렸습니다.

테니스엘보란?

테니스엘보에 대해 쉽게 설명을 드리자면 테니스 선수들에게 많이 생긴다 하여 붙여진 이름이지만 테니스 활동과 상관없이 발생하는 경우가 훨씬 많습니다. **골프엘보와 함께 팔꿈치 통증을 일으키는 가장 흔한 원인 질환 중 하나입니다.**

골프엘보는 팔꿈치 안쪽이 아픈 반면 테니스엘보는 팔꿈치 바깥쪽이 아픕니다. 일반적으로 굴근보다는 신근인 팔꿈치 바깥 근육이 더 약하기 때문에 골프엘보보다는 테니스엘보 환자가 많고 발생률이 3배 더 높습니다.
다만, 최근에 골프 인구가 급격히 많아지면서 일반인들에게 골프엘보가 더 많이 알려져 있을 뿐입니다.

최근 컴퓨터나 스마트폰, 골프, 헬스 등을 하는 사람들이 많아지면서 팔꿈치 통증으로 견우한의원을 찾는 분들이 늘고 있습니다. 그중 가장 흔한 원인 중 하나가 '테니스엘보'인데 손을 많이 사용하는 사람이라면 나이에 상관없이 누구에게나 발생할 수 있습니다.

상완골외상과염, 상완골외측상과염, 외측상과염, 외상과염, 팔꿈치외측상과염, 테니스엘보우라고도 불립니다. 정확한 의학적 진단명은 '공통신전근 힘줄병'입니다.

골프엘보, 테니스엘보라고 하지만 꼭 골프와 테니스가 아니더라도 어떤 힘이 어디에 걸리는가에 따라서 골프엘보, 테니스엘보가 생긴다고 보면 됩니다.

그렇다면 테니스엘보는 어떻게 생기게 되는 걸까요?
손을 많이 쓰게 되면(특히 손을 손등 방향으로 많이 젖히는 경우) 근육과 힘줄에 과부하가 걸리게 되고 이런 과부하가 상완골 외상과에 그대로 전달됩니다. 그리고 일정한 역치를 넘어서면 염증으로 발전하게 됩니다. 이런 상태가 지속적으로 이어지게 되면 염증이 심해지고, 퇴행성 변화가 가속화되면서 팔꿈치 통증은 더욱 심해지게 됩니다.

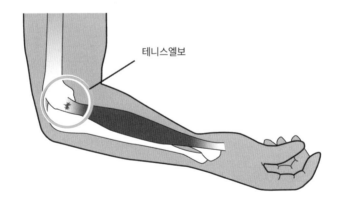

테니스엘보

일부에서는 경추 문제로 인해 통증을 호소하는 경우도 있고 각각 별개로 발생하는 경우도 있어 목디스크와 감별이 필요하기도 합니다.

상완골 외상과에 압통반응이 있으며, 물체가 상완골 외상과에 접촉을 하거나 손목을 바깥으로 젖힐 때 통증이 심해집니다.

혹시 나도? 테니스엘보 의심 증상

'나도 혹시 테니스엘보가 아닐까?' 걱정스럽다면 다음 증상들을 체크해 보면 도움이 될 것입니다.

☐ 상완골 외상과(팔꿈치 바깥쪽에 튀어나온 뼈)를 누르면 아프다.

☐ 손등을 위로 해서 물건을 들면 팔꿈치가 아프다.

☐ 손목을 상완골 외상과 방향으로 젖혔을 때 통증이 있다.

☐ 손목을 들어 올린 상태에서 검사자가 손을 누르면서 버티라고 하면 팔꿈치에 통증이 있다.

☐ 일상생활에서 팔꿈치 통증이 있다. 예를 들어 손등을 위로 해서 물건 들기, 문고리(열쇠) 돌리기, 젓가락이나 수저 들기, 세수나 양치질할 때, 창문 여닫기, 드라이버 돌리기, 프라이팬 들기, 행주 비틀어 짜기, 커피 잔 들기 등.

※ 해당 증상들이 지속되거나 자주 반복된다면 테니스엘보를 의심해 볼 수 있습니다.

테니스엘보에 대해 긴 이야기를 환자분께 해드렸더니 무리한 집안일이 충분히 원인이 될 수 있겠다며 납득을 하셨습니다.

"정형외과에 갔을 때는 제 증상이랑 치료 이야기만 짧게 하니 좀 답답했었거든요. 병원 잘못이라고 생각은 안 하는데 원장님은 정말 이 병에 대해서 자세하게 알려주시는 것 같아요. 답답했던 마음이 확 풀리네요. 치료 열심히 받겠습니다."

앓고 있는 질병에 대한 여러 질문에도 하나하나 자세하게 답변 드리려고 합니다. 18년이라는 치료 경험이 있지만 더 좋은 치료 방법을 찾기 위해 끊임없이 연구하고 환자 한 분 한 분이 만족할 수 있는 치료와 회복을 드려야 한다는 진료 철학을 가지고 치료에 임하기 때문입니다.

통증이 있어 답답하지만 도통 원인을 모르겠고 병명을 들어도 이해가 안 가는 그 마음을 이해합니다. **시간이 길어지더라도 해당 병에 대해 정확하고 자세하게 전달하여 환자분의 마음을 돌리려고 노력합니다.**

테니스엘보… 예방·치료하는 생활 수칙

당장 집안일을 멈출 수는 없는 상황이라고 하셔서 환자분께 맞는 주의사항을 알려 드렸습니다.

1 손등을 위로 해서 물건을 들지 않는다.

2 손 사용을 줄인다.

3 술을 삼간다.

4 아침에 일어나서 스트레칭을 하기보다는 기상 후 1~2시간 정도 지나서 한다.

5 압통 부위를 만지지 않는다.

6 무거운 물건을 들거나 힘쓰는 일을 하지 않는다.

7 전체적인 손 사용을 평소의 50% 정도로 줄이되 양손 사용 비율은 그대로 유지하는 게 좋다.

　한쪽 팔에 테니스엘보가 있다고 해서 건강한 팔 위주로 사용하게 되면 건강한 팔마저도 테니스엘보에 노출될 수 있다. 아울러 일부 환자의 경우 아픈 팔을 전혀 사용하지 않는 경우도 있는데 이럴 경우 해당 팔에 오십견이 생기기도 하기에 어느 정도는 팔 사용량을 유지하는 것이 좋다.

8 팔꿈치가 뻐근하고 결린다고 해서 과격하게 팔을 굴곡, 신전하는 동작을 하지 않는다.

9 충분한 수면과 휴식을 취한다.

10 보조기를 사용하는 경우 팔꿈치보다는 손목 보호대를 하거나

손목을 고정하는 보조기 사용이 효과적이다.

11 가정주부이다 보니 주방 일을 할 때 어깨가 내려가면서 손목이 꺾이는 각도도 줄일 수 있어 팔꿈치의 안정성을 높이면서 손목에 힘이 덜 들어가는 스텝박스를 사용하는 게 좋고, 가급적 팔꿈치를 최대한 몸에 붙이면서 일을 하면 통증을 줄일 수 있다.

12 프라이팬이나 주방 용기를 사용하는 경우 힘을 더 줘야 잡을 수 있는 평평한 손잡이보다는 손바닥 안쪽으로 감싸 쥐기 편해서 악력을 덜 사용해도 되는 볼록한 손잡이가 좋다. 또 손잡이 접촉 면적이 작은 경우 힘을 더 주면서 사용해야 하지만 접촉 면적이 넓을수록 악력을 덜 써도 되기에 가급적 넓은 것을 사용하는 게 좋다. 불가능하다면 수건을 손잡이에 말아서 접촉 면적을 넓혀줘도 된다.

13 계란 등을 풀면서 손목을 돌리거나 팔을 사용해야 하는 경우 손목을 손등 쪽으로 살짝 젖힌 상태에서 사용하면 악력이 강해진다. 반면 손목을 구부리면 근육이 짧아지고 악력이 약해져 힘을 못 쓰게 된다.

테니스엘보 증상이 있다고 해서 당장 하던 일을 멈추기는 어렵다고 생각합니다. 환자분마다 상황이 다르기 때문에 그에 맞는 주의사항을 알려드립니다. 방치하면 관절염으로 악화될 수 있기에 초기 치료가 중요합니다. 환자분에게 적용한 치료 방법은 다음과 같습니다.

1 아픈 팔 사용을 50% 정도로 줄이고
2 팔꿈치 주변의 근육을 풀어주면서
3 국소적인 염증을 제거하고
4 기혈을 순환시켜 손상된 건 회복을 도와주면서
5 증상에 맞는 스트레칭을 하고
6 원기를 끌어올려 치료와 재발을 방지하면 치료가 잘 됩니다.

앞서 진단받았던 손목건초염과 근막통증증후군도 병행 치료를 했습니다.

테니스엘보로 힘줄이 상한 이후 아무는 과정에서 석회 침착이 생길 수 있는데 이런 경우 통증이 심해지는 경우 도 있습니다.
병행 치료로 인해 치료 기간이 조금 더 길어졌지만 성실 하게 치료에 임해주서서 회복이 가능했습니다.

"견우한의원에 오길 잘했다는 생각이 들었습니다. 치료 도 편하게 잘 받았고 친절한 직원들 덕분에 위로도 많이 받았어요. 여러 가지 병이 한 번에 와서 처음에는 조금 힘 들었는데 아픈 것도 사라지니 기운이 나네요. 정말 감사 합니다."

주치의로서 제가 할 일을 했을 뿐임에도 기쁘고, 감사하다는 표현을 해 주실 때면 너무 힘이 나고 뿌듯합니다. 동시에 아직도 적절한 치료 방법을 찾지 못하여 고통을 받고 계실 환자분들과 함께 고민하는 보호자들을 생각하면 마음이 편하지 않습니다.

견우한의원은 사람 대 사람으로서 환자분 마음에 먼저 다가갑니다. 다양한 통증 그리고 우울, 의심, 지친 마음 모두 가지고 내원하셔도 됩니다. 괜찮습니다. 마음과 통증을 모두 회복시켜 드리고 치료에 대해 용기를 낼 수 있도록 도와드리겠습니다.

팔꿈치터널증후군

손가락 4, 5지가 저린 증후군

"방송 중계를 하는 동안 장시간 팔꿈치를 구부리고 일하는 탓에 저림이 생겼나 보다 하고 지냈습니다. 어느 순간부터 팔꿈치부터 새끼손가락에 걸쳐 저림이 더 심하게 느껴져 정형외과에 갔더니 팔꿈치터널증후군이라는 판정을 받았습니다. 절절절하는 저림이 너무 자주 있어 신경이 쓰입니다. 정형외과에서는 골프엘보도 있다고 해서 같이 치료를 하자고 하여 충격파, 주사 치료를 받고 있는데 좋았다 나빴다를 반복합니다. 이번에는 한방 치료를 받아보고 싶어서 알아보다가 이곳에서 치료를 받은 지인 소개를 통해 견우한의원에 오게 되었습니다."

취미생활로는 골프를 하고, 현재 방송국에서 캐스터로 일하고 있는 40대 중반 남성 환자분의 사례입니다. 정형외과에서 권했던 치료는 다 받고 있지만 저림은 별다른 호전이 없는 상태였고, 일은 지속해야 하지만 나아지지 않아 고민이 많다고 했습니다.

다행히도 견우한의원에서 회복한 지인이 있어 소개로 찾아오게 되었다며, 한방 치료는 처음이라 여전히 치료가 가능한지 의문을 품고 계셨습니다.

정형외과에서 치료 초반에는 적극적인 의지와 나을 수 있다는 마음을 가지고 임하셨다고 하는데, 결국 호전이 되지 않아 믿음이 많이 사라졌다는 말씀도 해주셨습니다. 환자분의 상황이 너무 안타까웠고, 심적인 부분이 많이 걱정되기도 했습니다. 얼마나 환자분 혼자서 고민하고 또 고민하셨을까요?

이 글을 읽고 계신 분들 중에서도 팔꿈치터널증후군 때문에 고민이거나, 이미 치료 중이지만 좀체 낫지 않아 힘들어하는 분이 계실 거라고 생각합니다. 함께 고민하는 보호자들도 얼마나 힘드실까요?

조금이나마 마음의 짐을 덜어드리고자 팔꿈치터널증후군에 대한 쉽고 편한 설명과 관련된 사례들을 말씀드리고자 합니다.

"취미로 하던 골프는 못 하게 된 지 오래입니다. 팔꿈치가 아프니 자세를 잡을 수도 없고, 사실 지금 상황에서는 일도 중단해야 할 것 같은데 생계가 달린 문제라 그럴 수가 없어요. 일을 하면서도 나을 수 있는 방법이 있을까요? 잠도 못 자고 고민이 많습니다.

환자분들의 이야기를 듣다 보면 주로 직업과 관련해서 나타나는 질환들이 많습니다. 즉, 고통이 따르더라도 일을 중단할 수 없는 상황에 놓인 환자분들이 대부분입니다.
이미 다른 병원에서 치료를 받아도 낫지 않아 답답하고 여전히 치료와 병행해야 하는 일 때문에 많이 힘들었을 것입니다.

이 환자분의 경우도 취미생활은 멈출 수 있지만, 일은 멈출 수 없는 상황이라 나을 수 있는 방법을 찾아달라며 호소하셨습니다. 걱정하는 부분에 대해 충분한 설명이 필요했고, 마음의 안정도 필요해 보였습니다.

가장 신경이 쓰인다는 손 저림부터 차근차근 설명을 해 드렸습니다.

팔꿈치터널증후군이란?

손 저림을 유발하는 가장 흔한 원인은 목디스크가 맞습니다. 그다음으로 임상에서 흔히 보는 손 저림의 원인 질환은 손목터널증후군을 들 수 있습니다.

그러나 이보다는 덜 흔하지만 손 저림의 원인이 되는 증후군이 하나 더 있는데, 바로 팔꿈치터널증후군입니다.

다른 말로는 주관증후군, 주관절터널증후군, 척골신경압박증후군, 척골신경포착증후군이라고도 합니다.

팔꿈치에 위치한 주관에서 여러 가지 원인에 의해 척골신경이 눌리면서 생기는 척골신경포착증후군으로, 증상이 수주에서 수년간 지속되기도 하며 저림으로 잠을 설치기도 합니다.

환자분의 경우도 저릿저릿한 저림 때문에 잠에서 깨거나

최근 들어서는 잠을 거의 못 자는 상황이라고 하셨습니다. 얼마나 신경 쓰이고 답답하셨을까요? 10년 넘게 해온 캐스터 일인데 갑자기 저림이 생긴 부분에 대해서 전혀 납득이 되지 않는다고 했습니다.

팔꿈치터널증후군의 30~50%는 별다른 이유 없이 발생하기도 하지만, 슬라이더를 많이 던지는 투수나 가정주부, 요리사나 노동자 등과 같이 팔을 많이 사용하는 사람들에게 흔히 나타납니다.

그 외에 턱을 자주 괴거나, 팔꿈치를 받침대에 대고 운전을 자주 하거나, 수면 시 팔을 베고 자거나, 무거운 물건을 자주 들거나, 힘쓰는 일을 많이 하는 경우에도 발생하기 쉽습니다.

또 일하거나 공부할 때 팔꿈치를 책상 위에 장시간 올려놓거나, 팔을 과도하게 굽히고 일을 하는 경우, 장시간 팔꿈치를 구부리면서 스마트폰을 사용하는 경우 주관에서 척골신경이 압박을 받아 발생하는 경우가 일반적입니다. **일부에서는 외상으로 인한 골절로 발생하기도 합니다.**

팔에서 손으로 내려가는 신경에 요골신경, 척골신경, 정중신경이 있는데 그중 네 번째 손가락 절반과 새끼손가

락을 담당하는 척골신경이 눌리면서 팔꿈치와 약지 및 새끼손가락(소지) 부분에서 저림이나 감각 저하, 이상 감각, 통증을 동반하며 손동작이 둔해지는 등의 불편이 생깁니다.

증상이 발전하게 되면 악력이 약해져 물건을 들지 못하거나, 엄지와 검지 사이 근육이 말라 주저앉거나(근위축), 더 진행이 되면 약지와 새끼손가락이 구부러진 채 잘 펴지지 않는 갈퀴손이 생기기도 합니다.
손목터널증후군은 1, 2, 3지와 4지의 일부에서, 팔꿈치터

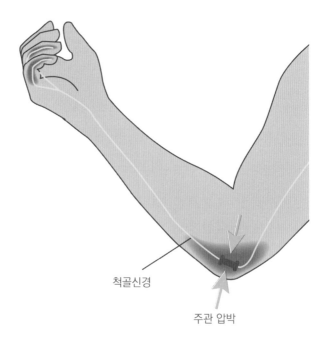

척골신경

주관 압박

널증후군은 4, 5지에 저림이 있는 게 다릅니다.

초기에는 휴대폰을 오래 들고 전화를 하거나 드라이기를 오랫동안 들고 사용할 때 저리다고 하는 사람들이 많습니다. 아울러 소근육의 기능이 떨어지게 되면 손톱깎이를 사용하기 어렵고 젓가락질이나 단추 채우기가 어려워지는 등 섬세한 동작을 하기 어렵게 됩니다.

혹시 나도? 팔꿈치터널증후군 의심 증상

'혹시 나도 팔꿈치터널증후군이 아닐까?' 걱정스럽다면 다음 증상들을 체크해 보면 좋을 듯합니다.

☐ 팔꿈치, 약지와 새끼손가락에 통증과 저림이 있다.

☐ 손가락 사이 근육이 말라서 앙상한 모습을 하고 있다.

☐ 손가락에 힘이 없어 자주 물건을 놓친다.

☐ 팔꿈치가 아프면서 약지와 새끼손가락이 잘 펴지지 않는다.

☐ 팔꿈치를 굽히거나 사용하는 경우 통증이 생긴다.

☐ 휴대폰이나 드라이기 등을 오랫동안 들고 사용할 때 저린 느낌이 든다.

☐ 손톱깎이나 젓가락질, 옷 단추 채우기가 어렵다(섬세한 동작들).

※ 해당 증상들이 지속되거나 자주 반복된다면 팔꿈치터널증후군을 의심해 볼 수 있습니다.

환자분께 이런 내용을 설명해 드리니, 충분히 직업이 원인이 될 수 있고 평소 골프도 무리하게 하는 편이라 골프 엘보까지 걸릴 수 있겠구나 하는 생각이 드셨다고 합니다. 해당 질환에 대해서 자세히 모르고 있었기 때문에 의심과 고민이 되었을 겁니다.

진정성 있는 주치의라면 시간이 오래 걸리더라도 환자분을 충분히 납득시키고 관련 질환에 대해 정확하게 설명해 드려야 한다고 생각합니다.

처음 오셨을 때보다는 안정된 마음과 표정이어서 적극적인 치료가 가능하겠다는 생각이 들었습니다. **올바른 치료도 중요하지만 환자분의 마음을 먼저 들여다보아야 회복까지 이어갈 수 있습니다.**

팔꿈치터널증후군… 예방·치료하는 생활 수칙

환자분께 설명해 드렸던 주의사항은 다음과 같습니다. 일을 병행해야 하기 때문에 최대한 업무에 지장이 가지 않도록 주의사항을 알려드렸습니다.

1   과도한 팔 사용을 줄인다.

2 손으로 턱을 괴지 않는다.

3 팔을 베고 자지 않는다.

4 무거운 물건을 들거나 힘쓰는 일을 줄인다.

5 장시간 팔을 구부린 채로 작업이나 공부, 스마트폰을 하지 말고 중간중간 팔을 펴준다.

6 장시간 팔꿈치를 대고 운전을 하거나 일을 하거나 공부를 하지 않는다.

7 과음이나 과로를 줄인다.

8 충분한 수면과 휴식을 취한다.

9 팔꿈치를 90도 이상 구부리지 않고 되도록 펴고 생활하는 것이 좋다.

10 팔걸이의자에 앉을 때 팔꿈치터널이 눌리지 않도록 손바닥이 위로 향하게 한다.

11 잠을 잘 때 배에 손을 얹지 말고, 팔을 45도로 벌리고 손바닥을 천장 쪽으로 펴고 잔다.

팔꿈치터널증후군에 도움이 되는 스트레칭은 일명 '배트맨 스트레칭'입니다. 척골신경이 위아래로 움직이는 스트레칭인데 신경 유착이 있다면 유착을 풀어주는 데 도움이 됩니다. 예전에 봉숭아학당에서 맹구가 배트맨이라고 하면서 엄지와 검지를 원으로 만들고 손을 뒤집어 양 눈 주위로 붙이는 스트레칭으로 시간 간격을 두고 생각날 때마다 한 번씩 해주면 좋습니다(하루에 5~10회 전후).

팔꿈치터널증후군은 혈액순환이 되지 않아서 생기는 질환으로 오해하고 장시간 방치를 하다가 저림이 심해지면서 치료를 시작하는 경우가 많기에 무엇보다 초기 치료가 중요합니다.

캐스터 같은 경우 방송을 하는 동안은 직업 특성상 마이크를 잡으면서 팔꿈치를 오래 구부리고 있어야 하기 때문에 구부림을 중단할 수는 없지만, 잠시 쉬는 시간이 생기면 가급적 팔을 펴고 있을 것을 부탁드렸습니다. 그리고 퇴근 후에는 충분한 휴식과 알려드린 스트레칭을 하는 게 좋다고 알려드렸습니다.

"원장님이 주의사항도 꼼꼼하게 설명해 주시니 믿음이 갑니다. 지인이 이곳을 소개해 주었던 이유가 있는 것 같아요. 제 상황도 이해해 주시고 열심히 치료받겠습니다. 감사합니다."
환자분과의 충분한 대화를 통해 믿음을 드리고 치료 의지를 갖게 해줄 수 있었던 것 같습니다.

또한 이 환자는 팔꿈치터널증후군과 함께 골프엘보가 있어서 병행 치료를 하였습니다.

1 팔꿈치 주변 근육을 풀어주면서 통증과 염증을 가라앉히고

2 기혈 순환을 원활히 하여 손상된 주변 조직의 회복을 도와주면서

3 척골신경 압박을 줄 수 있는 동작을 조심하고

4 골프엘보의 원인 중 하나인 과사용을 피하며

5 원기를 끌어올려 척골신경과 손상된 건 회복을 도와주며

6 장시간 팔을 구부린 채로 있지 말고

7 팔꿈치터널과 상완골 내상과의 정상화를 도와주면 괴로움과 고통에서 벗어나 건강한 일상으로 복귀할 수 있습니다.

고맙게도 환자분께서 불편한 기색 한 번 보이지 않고 열심히 치료에 임해주셨습니다.

"항상 이야기도 잘 들어주시고, 치료 때마다 제가 했던 말을 기억하셔서 놀랐습니다. 환자에게 신경을 정말 많이 쓰고 있다는 진심이 느껴졌어요. 이제는 저리거나 아픈 곳도 없고 일할 때도 너무 편합니다. 정말 감사합니다."

치료도 중요하지만 늘 환자분이 하셨던 이야기들을 최대한 기억하려고 노력합니다. 주치의가 먼저 마음을 열어야 환자분도 따뜻함을 느끼고 편하게 치료받을 수 있다

고 생각합니다. 딱딱하고 불편하게만 느껴지는 한의원이라면 어떤 환자분이 찾고 싶을까요?

한 사람의 주치의가 되기 전에 사람 대 사람으로 따뜻하게 다가가려 노력합니다. 극심한 통증과 마음의 고통을 가진 상태라면 마음의 치유가 먼저라고 생각합니다.

환자분이 가지고 있는 질환에 대해 잘 모르고 오셔도 괜찮습니다. 충분히 설명해 드리고, 안정된 뒤에 치료를 시작해도 늦지 않습니다.

늘 고통과 마음을 함께 나누고 건강한 일상을 되찾을 수 있게 최선을 다하여 진료하겠습니다.

주두점액낭염

팔꿈치에 물혹이 생기는 병

"양 팔꿈치에 어느 순간 물주머니가 생겼습니다. 눌러봐도 별다른 통증은 없어요. 점점 커지더니 이제는 거의 야구공만 한 크기로 커졌는데 큰 병원에 가니 통증이 없다면 그냥 사시는 것도 좋다고 했습니다. 통증이 없어도 그렇지, 이렇게 큰 물주머니를 차고 살 수는 없잖아요. 너무 부끄럽고 창피해서 견우한의원에 가면 좋은 방법이 있을까 해서 왔습니다. 주변 지인들에게 물어보니 큰 병원보다 견우한의원이 회복 속도도 빠르고 친절하다고 해서 왔습니다."

주두점액낭염 진단을 받고 좋은 치료 방법이 있는지 찾아보려고 내원한 서울 용산구 청파동에 거주하는 70대 초반 남성 어르신의 사례입니다.

통증은 없지만 야구공만 한 크기의 물주머니 때문에 너무 창피하고 지인들을 만나기도 꺼려진다고 하셨습니다. 그렇다고 수술을 통해 제거하기는 무섭고, 더 좋은 방법이 없을까 고민이라고 하셨습니다. 자신감도 떨어지고 병원을 제외하고는 외출하는 일이 거의 없다고 하셨습니다.

"통증이 없으면 그냥 살아도 된다." 라는 말을 들었을 땐 너무 화가 나고 절망감마저 느껴졌다고 합니다.
환자분께는 치료 방법이 있으니 너무 불안해하실 필요가 없고, 용기를 내서 내원해 주셨으니 최선을 다해 치료해 드릴 것을 약속드렸습니다. 아울러 주두점액낭염으로 내원하여 회복하였던 다른 환자분들의 사례도 알려드렸습니다.

견우한의원에 주두점액낭염으로 내원하는 분들은 크게 3가지를 고민합니다.
"한의학으로 정말 치료가 가능할까요?"

"한방으로 치료를 하고 나면 재발하지는 않나요?"

"수술하지 않고 비수술로 어떻게 치료를 하는 건가요?"

견우한의원에 처음 내원하는 환자분들 대부분이 질문하는 내용입니다.

당연히 궁금할 것이라고 생각합니다. 환자분께는 다른 환자분들의 치유 사례와 해당 질환에 대해 정확하게 설명해 드리고 여러 치료 방법으로 빠른 회복이 가능하다고 설명해 드렸습니다.

견우한의원은 "치료가 어렵습니다."라는 말은 하지 않습니다. 한의학이 아니더라도 다양한 치료 방법을 연구하여 건강한 일상을 되찾아드리기 위해 최선을 다해 노력하기 때문입니다.

주두점액낭염으로 인해 극심한 스트레스를 받고 있거나, 더 좋은 방법이 있는지 찾아보고 있는 분들에게 도움을 드리고자 합니다.

"원장님 제가 혹을 없애고 싶은 건 맞지만 수술은 정말 무섭습니다. 나이도 나이인지라 다른데 이상이 생기는 건 아닌지, 수술 없이 제거할 수 있는 방법이 있긴 할까요?"

수술이 무섭고 견우한의원에 오기까지도 많은 고민을 하셨다고 합니다. "방법이 없다. 그냥 두고 살아도 된다." 라고 말하면 어쩌나 하면서 견우한의원에 오기까지 갈등을 많이 했다고 합니다. 그 마음 충분히 이해합니다.

"어르신 정말 잘 오셨어요. 수술 없이도 재발되지 않게 치료해 드릴 겁니다. 궁금하거나 힘드신 점이 있다면 언제든 편하게 말씀해 주셔도 됩니다."

치료도 중요하지만 치료를 시작하기 전 환자분의 마음을 먼저 들여다봅니다. 긍정적인 마음을 가지고 치료를 시작해야 환자가 주치의를 믿고 빠르게 회복이 가능하기 때문입니다.

먼저 주두점액낭염을 유발하는 원인들을 분석하고 이 질환에 대해 조금 더 자세하게 설명해 드렸습니다.

주두점액낭염이란?

팔꿈치를 책상에 자주 대거나 턱을 자주 괸 후 팔꿈치 뒷부분에 혹이 생긴 것처럼 탁구공 크기 전후로 해서 불룩

하게 나오는 경우가 있는데 대개는 주두점액낭염인 경우가 많습니다.

환자분은 평소 책상에서 주로 일을 하며 턱을 괴고 책을 읽는 시간이 길었다고 합니다. 팔꿈치에 대한 자극이 원인이 됐을 것으로 판단이 되었습니다.

주두점액낭염은 피부와 뼈 사이에서 충격을 흡수하는 주두점액낭에 발생한 염증성 질환을 말합니다.

임상에서 흔히 접하는 팔꿈치 염증으로, 팔꿈치를 책상에 대고 자주 문질러 microtrauma가 생기기 쉬운 학생들에게 자주 생긴다고 해서 학생 팔꿈치(student elbow)라고도 합니다. 팔꿈치머리 활액주머니염이라고도 합니다.

대개 반복적인 마찰, 과사용, 충격, 외상, 투석, 감염 등에 의해 생깁니다. 그 외에 류머티즘 관절염이나 통풍, 연골 석회화증, 황색종, 미만성 색소 융모 결절성 활액막염, 수산화 인회석 크리스탈 침착 등에 의해서도 생길 수 있습니다. 급성 외상으로 생긴 경우 그 안에 피가 고여 있는 경우도 있습니다.

팔꿈치 주위의 점액낭은 위치에 따라 심부성과 표재성으

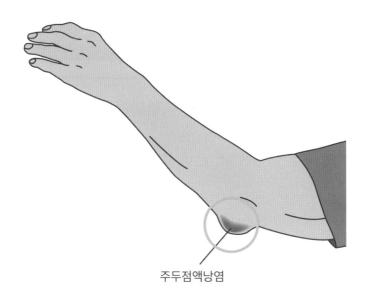

주두점액낭염

로 나누며, 대개 표재성 점액낭에 문제가 생깁니다. 내상과에 점액낭염이 생기는 경우 척골신경의 만성적인 아탈구 소견을 보이게 됩니다.

팔꿈치 바로 뒷부분이 부종으로 붓고 말랑말랑하며, 팔꿈치를 90도 이상 구부리면 통증이 심해집니다. 염증성으로 생긴 경우는 통증이 심한 편이지만, 외상성으로 생긴 경우는 초기에는 통증이 있으나 그리 심하지는 않습니다.

외관상으로는 물이 심하게 차지 않으면서 팔꿈치의 특정 부분이 단단한 물체에 닿으면 통증이 생기는 경우도 있습니다. 급성기를 지나 만성적으로 혹은 재발적으로 생

기는 경우는 대개 압통이 없습니다.

일부 투석 환자들에서 패혈성 점액낭염이 생길 수 있는데, 주두골수염으로 진행할 수도 있으므로 주의해야 합니다.

혹시 나도? 주두점액낭염 의심 증상

'나도 혹시 주두점액낭염은 아닐까?' 걱정된다면 다음 증상들을 체크해 보면 좋을 듯합니다.

☐ 팔꿈치 부위가 물혹이 있는 것처럼 물렁거린다.

☐ 부종이 심할 경우 긴소매 옷을 입기 힘들다.

☐ 팔꿈치를 90도 이상 구부릴 때 통증이 심하다.

☐ 팔꿈치가 붉게 부어오르거나 열감이 발생한다.

☐ 심할 경우 부딪힐 때 통증이 생기고 덩어리가 만져진다.

※ 해당 증상들이 지속되거나 자주 반복된다면 주두점액낭염을 의심해 볼 수 있습니다.

다행히 환자분은 통증이 없고 혹이 만져지는 정도여서 주의사항만 잘 지킨다면 충분히 회복이 가능한 상황이었습니다. 이 질환에 대해 자세히 설명해 드리니 안심이 된다면서 열심히 치료를 받겠다고 하셨습니다.

주두점액낭염… 예방·치료하는 생활 수칙

현재 주두점액낭염을 진단받았거나 미리 예방하고 싶다면 다음의 생활 수칙을 참고하면 도움이 될 수 있습니다.

1 팔꿈치를 책상에 대거나 턱을 괴지 않는다.

2 과도한 팔 사용을 줄인다.

3 물이 찬 곳(혹)을 만지거나 마사지하지 않는다.

평소 책을 즐겨 읽는 환자분께는 책을 읽는 것은 괜찮지만 팔꿈치를 책상에 대지 말고 바른 자세를 유지하는 것이 좋다고 당부드렸습니다. 환자에게 적용한 주두점액낭염 치료 방법은 다음과 같습니다.

1 팔꿈치 주변 근육을 풀어주고

2 국소적인 염증을 제어하면서

3 습을 말려 주두점액낭의 정상화를 도와주고

4 원기를 끌어올려 재발을 막아주면서

5 기혈 순환을 통해 습의 정체를 예방하고 치료하면 괴로움과 고통에서 벗어나 건강한 모습으로 돌아갈 수 있습니다.

"원장님이 아니었더라면 평생 혹을 달고 집밖에 나가지도 못했을 것 같습니다. 제가 원하던 대로 수술 없이 회복할 수 있게 해주셔서 감사합니다. 치료하러 올 때마다 힘들다고 원장님께 하소연했던 것 같은데 늘 잘 들어주셔서 감사했습니다."

견우한의원을 통해 다시 집밖에 나갈 수 있고 더 이상 고통스럽지 않다고 말씀해 주셔서 정말 감사한 마음이 들었습니다. **환자분 한 분 한 분의 회복을 돕고 치료 종료를 할 때면 이보다 더 기쁜 일은 없을 거라고 생각합니다.**

각종 질환 때문에 고통스럽다면 더 이상 머뭇거리지 마시고 적극적으로 치료하기를 당부드립니다. 견우한의원에서 위로를 받고 새로운 치료에 도전한다면 건강한 일상을 꼭 되찾을 수 있습니다.

몸이 아프면 마음까지 힘들다는 사실 잘 알고 계시죠? **고통을 빠르게 없애는 것도 중요하지만 우울했던 마음까지 치료하는 게 진정한 회복이라고 생각합니다.**

견우한의원의 견우는 어깨 '견', 벗 '우' 어깨친구입니다. 환자분들의 마음까지 치유하여 벗이 되어드리겠다는 진료 철학을 담고 있습니다.

CHAPTER 04

시큰시큰 손통증
치료에서 예방까지

손목건초염

결절종

방아쇠수지

무지척측측부인대손상

삼각섬유연골복합체손상

월상골연화증

요골신경마비

손목터널증후군

손목건초염

엄지손가락 손목이 아픈 질환

"양 손목이 만성적으로 아픕니다. 눌러봐도 아프고 짚고 일어나거나 앉을 때 손목을 비트는 동작을 하면 더 아픕니다. 손목이 항상 불안해서 손을 사용하는 일에 자신이 없습니다. 술을 마시면 통증이 더 심해지고요. 병원에서 주사 치료와 프롤로도 했는데 자꾸 재발을 합니다. 아는 형님이 견우한의원에서 손목통증 치료를 받고 잘 회복이 되었다고 해서 왔습니다. 치료 기간도 짧았는데 금방 회복이 되었다고 하더라고요. 믿고 오긴 했는데 재발하는 것도 두렵고 이 통증을 평생 가지고 살아야 될까 봐 너무 불안하고 무섭습니다."

양 손목의 만성적인 통증으로 내원한 서울 종로구 광화문에 거주하는 30대 중반 남성 뮤지컬 배우 환자분의 사례입니다.

간단한 일상생활에도 손목통증을 느끼고 이제는 불안하고 무섭기까지 한 상황이라고 했습니다. 환자분 혼자서 얼마나 많은 고민을 하고 고통을 받았을지 생각하니 마음이 편하지 않았습니다. 다행히 환자분 지인이 비슷한 증상으로 견우한의원에서 회복한 사례가 있어 그 이야기를 듣고 내원했다고 하셨습니다.

견우한의원을 찾는 환자분들은 크게 2가지를 고민합니다.
"회복하더라도 재발이 될까 두렵습니다."
"정말 한방으로 손목건초염 치료가 가능할까요?"
이런 고민들을 하나하나 풀어주는 것이 주치의의 역할이라고 생각합니다.

치료 시작 전 걱정이 되고 의심이 드는 것은 당연하다고 생각합니다. 특히 처음 접하는 한의원 치료라고 하면 그럴 수밖에 없습니다. 이미 다른 병원에서 각종 검사와 치료를 받았지만 호전이 되지 않는 상황이라면 얼마나 마음이 불안하고 걱정이 될까요?

지금 이 글을 읽고 계신 환자분과 보호자들께서도 비슷한 고민을 가지고 손목건초염에 대해 검색을 해봤을 거라고 생각합니다. 열심히 치료받아 회복이 됐지만 다시 재발해 또 다시 고통을 받고 있는 분들, 다니던 병원에 다시 가기는 불안하고 고생했던 경험이 있기에 다른 방법을 찾고 있는 분들도 있을 거라고 생각합니다.

고통스러운 마음의 짐을 덜어드리고자 재발 없이 손목건초염을 치료하는 방법에 대해 알려드리려고 하니 꼭 이 글을 읽어보시기 바랍니다.

"뮤지컬 배우다 보니 몸을 쓰는 일이 많아요. 각 공연마다 안무도 준비해야 하고 연습도 해야 하는데 손목통증 때문에 너무 스트레스입니다. 좋아해서 가지게 된 직업인데도 손목이 계속 아프니까 의지도 없어지고 자신감도 너무 떨어집니다. 다음 공연도 준비해야 하는데 손목통증 때문에 정말 그만두어야 하나 생각도 했어요."

좋아하던 일을 직업으로 삼아서 하고 있지만 손목통증

때문에 그만두어야 하나 생각을 하셨다고 합니다. 이보다 더 가슴 아픈 일이 있을까요? 환자분이 얼마나 힘드실지 제가 감히 헤아릴 수는 없겠지만 꼭 회복을 도와드리고 재발로 인해 다시 내원하는 일이 없도록 최선을 다해 치료를 하겠다고 자신 있게 말씀드렸습니다.

먼저 환자분의 일상이나 직업과 관련하여 손목건초염의 원인이 될 만한 부분이 있었는지 이야기를 나누었습니다. 증상에 맞는 치료를 하는 것도 중요하지만 일상생활에 어떤 유발 원인이 있는지, 어떻게 개선할 수 있는지 등에 대하여 고민하지 않으면 다시 재발할 가능성이 있기 때문입니다. 또한 해당 질환에 대해 명확하게 설명해 드리고, 환자분께 가장 맞는 주의사항과 치료 방법에 대해 알려드렸습니다.

손목건초염이란?

컴퓨터, 스마트폰을 장시간 사용하는 사람들이 많아지면서 손목이 아픈 증상으로 견우한의원을 찾는 사람들이 늘고 있습니다. **손목통증을 유발하는 흔한 원인 중 하나로 손을 많이 사용하는 사람이라면 누구나 한 번쯤 만나게 되는 손목통증이 있는데 바로 손목건초염입니다.**

엄지손가락의 움직임을 조절하는 2개의 근육을 장무지외전근, 단무지신근이라고 하고, 이들 근육과 뼈를 연결하는 것을 건이라고 하며, 건을 둘러싸고 있는 막을 건초라고 합니다. 여기에 염증이 생겨 엄지손가락을 움직일 때마다 엄지손가락 아래쪽 손목(스너프박스)에 통증이 생기는 증상이 손목건초염입니다. '손목포착성건초염' 이라고도 합니다.

남성보다는 여성에게 많이 발생하는데 이는 남성에 비해 여성의 뼈가 가늘고 근력이 약할 뿐만 아니라 가사 노동과 육아로 손목 사용이 많기 때문입니다.
외상으로 발생하는 경우를 제외하고는 과사용으로 인해 건과 건초 사이에 마찰이 생기고, 이런 상황이 지속되면 한계점인 역치를 넘어서면서 건초에 염증이 생깁니다. 이러한 염증이 오래되면 건과 건초에 부종이 생기면서 손목통증으로 발전하게 됩니다.

엄지손가락을 많이 사용하는 직업군이나 운동선수, 손목을 과도하게 사용하거나, 스마트폰이나 컴퓨터 등을 자주 사용하거나, 손을 많이 사용하는 사람이라면 누구에게나 발생할 수 있습니다.

엄지손가락 손목이 아프며(엄지손가락 아래쪽 손목에 통증이 있으며), 해당 부위를 누르면 압통 반응을 보입니다.

엄지를 움직이는 동작과 관련된 젓가락질이나 글쓰기 등을 할 때, 짚고 일어나거나 짚고 앉을 때, 행주 등을 비틀어 짜는 동작을 할 때, 무겁거나 힘쓰는 일을 할 때 통증이 심해집니다. 증상이 발전하면 통증이 팔까지 퍼져나가기도 합니다.

일부에서는 아픈 부위를 정확히 지적하는 경우도 있지만 대개는 특정 부위가 아닌 손목 전체에 걸친 통증을 호소하는 경우가 많습니다.

환자분의 경우 직업 특성상 반복적이고 많은 몸동작을 해야 하는 처지였습니다. 공연 하나를 준비하더라도 많은 연습이 필요하고, 춤 연습을 하는 과정에서 과사용이

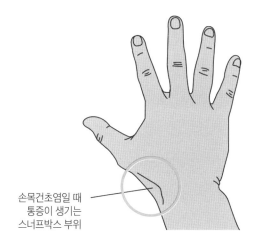

손목건초염일 때 통증이 생기는 스너프박스 부위

있었고, 이것이 손목에 무리가 갔을 거라고 판단이 되었습니다. 또한 치료 종료 후에 주의사항이나 재발 방지에 대한 티칭을 제대로 받지 못했거나 혹은 지키지 않아서 재발이 되었을 거라는 생각이 들었습니다.

그래도 포기하지 않고 회복을 위해 견우한의원에 오신 건 정말 잘하셨다고 말씀드렸습니다. 아울러 비슷한 치료 사례들을 알려드리며 안심시켜 드렸습니다.

혹시 나도? 손목건초염 의심 증상

'나도 혹시 손목건초염이 아닐까?' 걱정스럽다면 다음 증상을 체크해 보면 좋을 듯합니다.

☐ 엄지손가락을 다른 손가락으로 감싸 쥔 상태에서 새끼손가락 방향으로 손목을 꺾을 때 통증이 생긴다.

☐ 아픈 부위를 누르면 압통 반응이 있다.

☐ 짚고 일어나거나 짚고 앉으면 아프다.

☐ 손목을 비트는 동작을 하면 아프다.

☐ 젓가락질을 하거나 글씨를 쓸 때 힘들다.

※ 해당 증상들이 지속되거나 자주 반복된다면 손목건초염을 의심해 볼 수 있습니다.

손목건초염… 예방·치료하는 생활 수칙

증상이 있을 때 찜질과 파스만으로 방치하게 되면 관절 기능이 약해져 악화될 가능성이 높아 치유가 잘되지 않을 수 있습니다. 즉각적인 대응과 제대로 된 치료를 받는 것이 좋습니다.

손목건초염의 주의사항은 다음과 같습니다. 현재 해당 질환을 치료 중이라면 다음의 주의사항을 잘 지키면 도움이 될 수 있습니다.

1 아픈 부위를 만지거나 마사지하지 않는다.

2 손목 상태 여부를 확인하지 않는다.

3 짚고 일어나거나 짚고 앉지 않는다.

4 행주나 걸레 등을 비틀어 짜지 않는다.

5 무거운 물건을 들거나 힘쓰는 일을 피한다.

6 과도한 손 사용을 줄인다. 전체 하는 일의 양을 100으로 잡을 때 50 정도로 줄이고, 양손을 사용하는 비율은 아프기 전 상태와 똑같은 정도로 유지하는 것이 좋다. 예를 들어 오른쪽 손목이 아프다고 해서 왼손을 집중적으로 사용하면 왼쪽 손목에도 문제가 생길 수 있기 때문이다.

7 손목에 부담을 주는 과도한 글쓰기를 피한다.

환자분은 공연 준비도 해야 하는 상황이었기 때문에 중간중간 꼭 휴식을 취하고 손목에 부담이 되는 동작은 자제해 달라고 부탁드렸습니다.

환자에게 적용한 치료 방법은 다음과 같습니다.
1 손목 주변 근육을 풀어주고
2 건과 건초 기능의 안정화를 유도하며
3 원기를 끌어올려 재발을 방지하고
4 기혈 순환을 도와 건과 건초를 정상화시키며
5 아픈 손목 사용을 줄이면서 적극적으로 치료에 임하면 만성적인 괴로움과 고통에서 벗어나 건강한 예전 모습으로 돌아갈 수 있습니다.

연습 일정 때문에 바쁜 와중에도 꾸준하게 치료에 임해 주서서 빠른 회복이 가능했습니다.

"평생 이 통증을 가지고 살게 되면 어쩌나 하고 정말 우울했었는데, 원장님을 통해서 회복도 잘하고 앞으로 주의 사항들만 잘 지키면 된다고 하니 정말 안심이 됩니다. 제 상황도 고려해 주시고 늘 따뜻하게 대해 주서서 감사했습니다."

치료 종료 후에도 건강한 일상을 이어나갈 수 있게 마지막까지 주의사항들을 티칭해 드렸습니다. 이제 통증이 없어 자신감도 다시 생기고, 다른 통증이 생기더라도 언제든 견우한의원을 찾아가면 되겠다고 하는 마음이 생겼다고 하셨습니다.

병원에 대한 믿음이 다시 생기고 무엇보다 환자분 마음이 이전보다 무척 밝아진 것 같아 다행이라고 생각했습니다. 다시 한 번 하는 일에 보람을 느꼈고 지금처럼 환자에게 마음을 열어줄 수 있는 따뜻한 주치의가 되리라 다짐했습니다.

어깨통증으로 고민하고 힘겨워하는 환자분들과 그 옆에서 함께 고민하는 보호자들이 계실 거라고 생각합니다. 몸이 아프면 마음도 함께 병들어갑니다. 더 이상 혼자라고 생각하지 마시고, 마음까지 치유하는 견우한의원으로 내원해 보세요.

환자분이 긍정적인 마음을 가지고 편안하게 치료를 받을 수 있도록 최선을 다하겠습니다.

결절종

손목이나 발등에 생기는 물혹

"10년 전에 오른쪽 발등에 물혹이 생겨 대학병원에 갔는데, 결절종 진단을 받았습니다. 처음에는 병원에서 주사기로 물을 빼면 줄어들기도 했지만 계속 재발이 되어 수술을 하게 되었습니다. 그것도 3번이나 수술을 했습니다. 그때만 생각하면 아직도 힘들었던 기억이 납니다. 수술을 하면 처음에는 사라졌다가 시간이 지나면 다시 생기기를 반복했습니다.

결국 병원에서는 더 이상 해줄 게 없다고 하더라고요. 여기저기 수소문해서 괜찮다는 병원은 다 가본 듯한데 소용이 없었어요. 이제 정말 마지막이라는 심정으로 견우 한의원에 왔습니다."

10년 전에 생긴 결절종이 아직까지도 해결되지 않은 상태였고, 거기다가 재작년에 결절종 수술을 하면서 녹농균까지 감염이 되고 그 이후에는 온몸의 관절이 다 아프다고 하셨습니다. 3년 전에 왼발 엄지발가락에 통풍까지 생겨서 현재는 보행에도 문제가 있다고 했습니다.

결절종뿐만이 아니라 다른 병들이 추가되어 환자분 상태가 심히 걱정되었습니다. 오른쪽 발등에 물이 차오를 때는 통증까지 있어 너무 고통스럽다고 하셨습니다.

지푸라기라도 잡는 심정으로 내원했다는 서울 성동구 성수동에서 공인중개사로 일하고 있는 50대 초반 남성 환자분의 사례입니다.

수술을 해도 재발이 되고 대학병원에서 더 이상 해줄 수 있는 게 없다는 말까지 듣고 오신 절망적인 상황에서 어떻게 말씀드려야 위로와 도움이 될지 환자분과 대화하는 내내 고민하고 또 고민했습니다.

먼저 환자분과 비슷한 증상으로 내원하고 회복을 했던 사례를 소개하고 환자분에게 맞는 치료 방법을 찾는다면 충분히 회복하여 일상생활을 되찾을 수 있다고 조심스레 말씀드렸습니다.

이 글을 읽고 계시는 분들 중에는 이미 수술을 받은 환자분이나 보호자들이 계실 것입니다. 더 좋은 치료 방법은 없는지, 수술을 해야 하는지 아니면 말아야 하는지 끊임없이 고민하고 또 고민할 것입니다.
그 마음을 함께 나누고, 도움을 드리고자 결절종의 치료 방법과 주의사항을 알려드리려고 합니다.

결정종에 대한 고민으로 내원했던 50대 남성 환자분은 결절종뿐만이 아니라 녹농균 감염에 통풍까지 얼마나 고통스러웠을지 짐작이 되었습니다. 우선 고통을 받고 있는 병들로부터 회복할 수 있도록 도와드리겠다고 약속드렸습니다.

결절종이란?

결절종은 손목에 생기는 물혹으로, 맑은 점액성 내용물을 함유하는 연부 조직의 양성 종양을 말합니다.
갑자기 손목에 물혹이 생겼다고 하면서 견우한의원을 찾

는 분들이 있습니다. 대개는 말캉말캉하면서 통증은 없는 결절종인 경우가 많습니다.

우리 몸에 생기는 가장 흔한 종양으로, 손목 아래쪽이 아닌 손목 위쪽에 많이 생기지만 손가락(손가락결절종)이나 발가락(발결절종, 발등결절종), 발목, 무릎 등 관절 부위에 생기기도 합니다. 손목결절종, 갱글리온, ganglion, 손등결절종 모두 같은 말입니다.

손목 연부 조직에 흔하게 생기는 부종으로, 여성의 뼈는 남성에 비해 약하기 때문에 남성보다는 여성 환자가 더 많으며, 20~30세 사이 성인에게 많이 생기는 편입니다.

정확한 발생 원인은 알려져 있지 않지만 손목 주변의 관절액이나 건막의 활액, 연부 조직의 유점액이 종괴를 형성하는 것으로 알려져 있습니다. 손목에 있는 신경이 눌리거나 혈액순환이 원활하지 않을 때도 생길 수 있습니다.

대개 통증은 없지만 종괴나 신경이 혈관을 누르는 경우 손목통증이 생길 수 있습니다. 초기에는 종괴가 보이지 않고, 단지 손목통증과 수지 운동 시 불편함을 호소하는

경우가 많습니다. 크기는 콩알만 한 것부터 밤알만 한 것까지 다양하며, 종괴가 커짐에 따라 통증이 증가하는 양상을 보입니다. 촉진상으로는 약간 단단하면서 말랑말랑한 반원 모양을 하고 있으며, 작고 탱글탱글한 꽈리라고 생각하면 편합니다.

환자분처럼 주사기로 흡입하면 사라지기도 하지만 흡입 후에 재발할 수 있으며, 심지어 더 커질 수도 있습니다. 그래서 발견 당시 올바른 치료 방법을 찾아 초기에 치료하는 것이 중요합니다.

이 환자분도 이미 여러 번 재발을 한 상황이기 때문에 대강의 예후를 알려드리고, 치료 스케줄에 대해 찬찬히 설

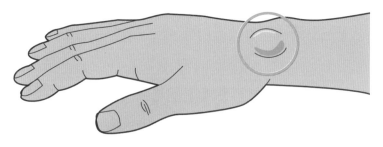

[결절종의 모양]

명해 드렸습니다.

치료도 중요하지만 무엇보다 관리와 주의사항을 지키는 것이 중요하고, 재발 가능성이 있음을 조심스레 말씀드렸습니다. 환자분이 치료에 대해 신뢰와 믿음을 가지는 것이 먼저라고 생각했습니다.

"수술할 때도 자세히 못 들었던 설명을 견우한의원에서 들으니 믿음이 갑니다. 다른 환자들도 회복한 사례가 있다고 하니 저도 열심히 치료해 봐야겠어요."
진정성 있게 설명하고, 환자분의 말을 끝까지 경청하는 것이 치료의 시작이라 생각합니다.

결절종… 예방·치료하는 생활 수칙

결절종일 때 조심해야 할 주의사항은 다음과 같습니다.
1 해당 부위를 만지거나 자극하지(누르지) 않는다.
2 상태 여부를 확인하기 위해 굴곡이나 신전을 자주 하지 않는다.
3 임의로 혹을 터뜨리지 않는다.
4 과도한 손목 사용을 자제한다.
5 짚고 일어나거나 앉지 않는다.

6 손목 비트는 동작을 피한다.

7 무겁거나 힘쓰는 일을 조심한다.

치료를 한 당일에는 아이스팩을 10분에서 20분 전후로 해서 하루 2~3회 정도를 하면 부기와 통증 조절에 도움이 됩니다.

환자분께 진행했던 치료 방법은 다음과 같습니다.

1 주변 근육을 풀어주면서 통증을 줄여주고

2 젤라틴 성분의 점액성 내용물을 제거하고 습을 말리면서

3 기혈을 순환시켜 치료 후 부기 관리를 해주고

4 원기를 끌어올려 재발을 막아주면 괴로움과 고통에서 벗어날 수 있습니다.

환자분의 경우 통풍과 관절통이 있어 병행 치료를 하였습니다. 처음에는 결절종이 잘 줄어들어 치료가 금방 끝나겠구나 했는데 치료 말미에 한 번 재발했습니다. 재발을 했음에도 환자분의 의지 덕분에 치료를 이어나갔고, 그 이후에는 결절종이 완전히 사라졌습니다.

그 후 6개월간 추적 관찰 끝에 별다른 재발이 없어 치료를 종료했습니다. 이제 치료가 다 된 것 같다고 말씀드렸을 때 환자분이 진심으로 기뻐하는 모습은 지금도 눈에

선합니다.

긴 치료 기간이었지만 주의사항도 잘 따라주고, 치료에도 적극적으로 임해주었기 때문에 회복이 가능했던 것 같습니다.

"원장님 결절종과 다른 병들까지 치료해 주셔서 감사합니다. 10년 동안 고통을 받고 살았는데 이렇게 빨리 해결해 주시다니 주변에서 어디 아프다고 그러면 견우한의원에 먼저 가 보라고 해야겠어요. 정말 감사합니다!"

처음 내원했을 때보다 훨씬 밝아진 환자분 모습을 보며 다시 한 번 보람을 느끼고 더 진정성 있게 치료하고, 연구해야겠다는 생각이 들었습니다.

견우한의원은 여러 통증과 고통에 힘들어하는 마음까지 회복할 수 있도록 도와드릴 것을 약속합니다. 언제나 용기를 내어 내원하는 한 분 한 분을 위해 최선을 다하고 회복할 수 있게 노력하겠습니다.

방아쇠수지

손가락이 딸깍거리면서
통증이 생기는 질환

"당뇨를 20년째 앓고 있는데 3년 전부터 방아쇠수지가 오른손 약지손가락, 새끼손가락에 생기기 시작하더니 지금은 열손가락에 전부 생겼고, 아침부터 손이 다 구부러져 있어 손을 펴는 것도 너무나 힘듭니다. 아침마다 진짜 고역입니다. 뜨거운 물에 담그고 스트레칭도 하면서 기상 후 2~3시간 정도 지나야 조금씩 펴져 겨우 일을 나갈 수 있습니다. 버스 운전기사로 일을 하고 있는데 매일매일 스트레스입니다. 주변에서 견우한의원에 가면 회복이 빠를 거라고 해서 추천을 받아 오긴 했는데 답답하네요."

서울 서대문구 북가좌동에 거주하는 50대 중반 남성 버스 운전기사 환자분의 사례입니다.

20년째 당뇨로 이미 고통을 받고 있는 상황이었고, 방아쇠수지가 열손가락에 다 생겨 일상생활에 큰 어려움을 겪고 계셨습니다. 너무 답답하고 힘들다고 표현해 주셨습니다. 딸깍거리는 소리와 아침이면 심한 통증까지 느껴져 심적으로 굉장히 우울하다고 하셨습니다.

그동안 혼자서 고통을 견뎌왔다고 생각하니 마음이 편하지 않았습니다. 혹여나 수술을 하자고 할까 봐 정형외과에는 내원조차 하지 않으셨다고 합니다.

불안해하는 마음이 크게 느껴졌지만 한의학으로 충분히 치료가 가능한 점을 말씀드리고, 궁금해 하셨던 부분들을 하나하나 설명해 드렸습니다.

"수술 없이 한의학으로 치료가 가능할까요?"

"치료 기간이 너무 오래 걸리는 건 아닐까요?"

"회복 후에 재발이 될까 무섭습니다."

방아쇠수지로 견우한의원에 오시는 환자분들이 자주 질문하는 내용들입니다. 이런 고민을 하는 게 충분히 이해가 됩니다. 특히 처음 접하는 한의원 치료라고 하면 그럴 수밖에 없다고 생각합니다.

충분히 알아보고 편한 마음으로 치료를 받을 수 있도록 주치의로서 정확하게 답변해 드리려고 합니다.

이 글을 보면서 방아쇠수지에 관해 더 좋은 치료 방법이 있는지 찾고 계시거나, 또는 재발이 돼서 고통을 받고 있는 환자분들도 있을 것입니다.

많은 환자분들이 가지고 있는 마음의 짐을 함께 나누고자 방아쇠수지에 관해 자세히 설명을 드리고자 하니 꼭 도움이 되었으면 합니다.

"원장님 저는 수술은 도저히 할 자신이 없습니다. 그렇다고 아침마다 뜨거운 물에 손을 담그고 스트레칭을 하고 열 손가락이 모두 고생하는 건 더더욱 아닌 것 같아요. 제가 어떻게 하면 지금 겪고 있는 고통에서 해방될 수 있을까요?"

방아쇠수지란?

방아쇠수지는 손가락 통증을 유발하는 대표적인 질환입니다. 손가락을 구부릴 때 딸깍거리는 느낌이나 소리가 나고, 아픈 손가락을 손등 쪽으로 늘려주는 동작을 하면

심한 통증을 느낄 때 가장 먼저 의심하게 되는 질환이 바로 방아쇠수지입니다.

탄발지라고도 하며, 총의 방아쇠를 당길 때처럼 움직임이 "딱딱" 끊어진다고 하여 붙여진 이름으로 엄지, 약지, 중지 순으로 발생합니다.

특히 유아의 엄지 방아쇠수지를 pollex rigidus 라고도 부릅니다. 다른 말로는 '손가락방아쇠, 방아쇠손가락증후군, 방아쇠손가락, 방아쇠증후군, trigger finger'라고도 부릅니다.

손가락을 과도하게 사용해 손가락을 굽히는 근육의 힘줄이 두꺼워지거나, 힘줄 주위에 결절이 생기면 활차 아래로 힘줄이 힘겹게 통과하면서 "딱" 소리가 나는데 마치 방아쇠를 당길 때와 비슷하다고 해서 방아쇠수지라고 부릅니다.

정상적인 손가락 움직임에 제한을 받게 되는 '손가락협착성건초염'으로 대개 원인을 특정할 수 없는 특발성인 경우가 많습니다.

지팡이를 짚거나 운전대를 장시간 사용하는 등 손을 사용하는 과정에서 건을 싸고 있는 건초가 과도한 압력이나 외력으로 반복적으로 눌리면서 염증이 생기고 붓게

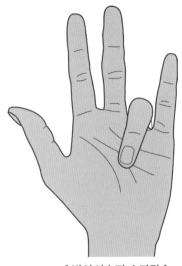

[방아쇠수지 손가락]

됩니다. 이로 인해 손가락의 굴곡과 신전 시 제1윤상활차에서 건이 걸려 통과할 수 없어 발생하기도 합니다. 또한 **당뇨, 결절종, 류마토이드 관절염, 통풍, 신장질환 등에 의해 2차적으로 발생할 수 있습니다.**

환자분의 경우 당뇨를 오랫동안 앓아 왔으며, 운전대를 장시간 잡고 일을 하는 직업적 특성이 원인이 되었을 거라고 판단이 되었습니다.
40대 중반 이상에서 매우 흔하게 발생되는 질환으로 남성보다는 여성에게 많으며, 당뇨병이나 류머티즘을 가진 사람들에게는 여러 손가락에 다발성으로 생기기도 합니다. 당뇨병이 있는 경우 일반인에 비해 발병률이 약 10%

정도 높은 것으로 알려져 있습니다.

환자분께서 이야기를 다 듣고 나더니 당뇨와 직업이 원인이 되었다는 걸 알게 되어 조금은 후련해졌다고 하셨습니다. 긴 설명이었지만 정확히 설명을 듣고 나니 치료까지 잘 되겠다는 느낌을 받았다고 하셨습니다.

혹시 나도? 방아쇠수지 의심 증상

'혹시 나도 방아쇠수지가 아닐까?' 걱정된다면 다음 증상들을 체크해 보면 좋을 듯합니다.

☐ 아침에 일어나면 손가락이 구부러져 있고 잘 펴지지 않는다.

☐ 아픈 손가락의 손바닥 쪽, 손등 뼈, 골두 부분을 누르면 아프다.

☐ 아픈 손가락을 펼 때 탄발음(딸깍하는 소리)이 들리거나 느껴진다.

☐ 손가락이 부어오르거나 뻣뻣하다.

※ 해당 증상들이 지속되거나 자주 반복된다면 방아쇠수지를 의심해 볼 수 있습니다.

방아쇠수지… 예방·치료하는 생활 수칙

치료도 중요하지만 주의사항을 잘 지키는 것도 매우 중요합니다. 환자분의 일상생활에 최대한 부담이 가지 않게 주의사항을 티칭해 드렸습니다. 방아쇠수지를 치료하고 계시는 분들이라면 다음의 주의사항이 도움이 될 수 있습니다.

1 아픈 손가락과 이어지는 손바닥의 아픈 부위(제1윤상활차)를 만지거나 마사지하지 않으며 눌리지 않도록 한다.

2 자고 나서 손가락이 뻣뻣하거나 구부러져 있다고 해서 인위적으로 펴거나 무리해서 움직이지 않는다. 자고 일어나면 증상이 심한데, 이는 수면으로 손가락 운동을 하지 않을 때 손가락 굴곡건이 움직이는 공간에 활액이 부족해지면서 생기는 현상이다. 대개 기상 후 2시간 정도가 지나면 활액이 채워지면서 부드러워지므로 오전에 손가락이 굳어있다고 해서(특히 기상 시) 손가락을 능동 혹은 수동으로 무리하게 움직이지 않는 것이 좋다.

3 아픈 손가락을 손등 쪽으로 늘려주는 스트레칭은 기상 후 바로 하지 말고 2~3시간 정도 지난 후 시행한다.

4 손 사용 시 폴리(활차) 부위가 눌리지 않도록 한다. 예를 들어 골퍼의 골프채, 테니스 선수의 라켓, 셰프의 칼, 마우스 사용, 무거운 서류 가방을 자주 드는 경우 등으로 인해 손바닥의 특정

부위(A1활차, 대개는 엄지, 약지, 중지 순으로 발생한다)가 눌려 방아쇠수지가 되는 경우가 종종 있는데 손을 많이 사용하는 직업군의 경우 특히 손 사용을 조심한다.

5 과도한 손 사용을 줄인다.

6 충분한 수면과 휴식을 취한다.

적극적으로 치료하지 않고 방치할 경우 신경이 손상되어 손가락 운동 범위가 제한될 수도 있습니다. 환자분께는 운전기사 일은 당분간 쉬면 좋지만 그렇지 못한 상황이라면 손 사용을 자제할 것을 부탁드렸습니다.

재발 없는 치료를 위해 환자분들께 늘 꼼꼼하게 신경을 쓰려고 합니다. 환자분께 진행했던 치료 방법은 다음과 같습니다.

1 수지 주변의 근육을 풀어주면서

2 활차가 눌리지 않도록 조심하고

3 국소적인 염증을 제어하면서

4 원기를 끌어올려 근육과 힘줄의 기능을 회복하고

5 기혈을 순환시켜 재발을 방지하면서

6 주의사항을 잘 지키면 괴로움과 고통에서 벗어나 이전처럼 건강해질 수 있습니다.

방아쇠수지가 열 손가락에 모두 진행되어 치료 기간이 다소 길어졌지만 긍정적인 마음으로 치료에 임해 주셔서 감사할 따름이었습니다.

"견우한의원에서 치료를 받은 건 제 인생에서 가장 잘한 선택이었습니다. 처음에 왔을 땐 수술을 해야 한다고 하면 어쩌지, 너무 많이 진행돼서 치료가 어렵다고 하면 어쩌지 걱정이 많았는데 원장님과 이야기를 나누다 보니 충분히 치료가 가능할 거라는 믿음이 생겼습니다. 감사합니다."

치료 종료 시점에 환자분이 하신 말씀입니다. 대화를 하면서 치료에 대한 믿음이 생겼고, 견우한의원에 온 걸 가장 잘한 선택이라고 말씀해 주셨을 때 다시 한 번 주치의로서 보람을 느끼고 환자분께 감사하는 마음이 들었습니다.

견우한의원을 통해 지친 마음을 위로받고, 고통에서 빠르게 벗어났으면 좋겠습니다. 환자분들이 편안하게 치료를 받을 수 있도록 견우한의원의 모든 구성원들은 한마음 한뜻을 가지고 치료에 임하고 있습니다.

두려운 마음을 혼자 짊어지지 마시고 용기를 내어 내원

해주세요. 새로운 치료에 도전해야 좋은 결과도 생기기 마련입니다.

지난 18년 동안 한의사로 임상 현장에 있으면서 다양한 통증에 매진하고 연구하여 환자분들이 웃으며 한의원 문을 나설 수 있게 도와드리고 있습니다.

무지척측측부인대손상

엄지손가락 안쪽이 아픈 질환

"6개월 전에 오른손 엄지손가락과 손목에 통증이 생겼습니다. 단순 통증이겠지 하고 무심코 넘겼는데 통증이 계속 있으면서 좋아지지 않아 걱정이 돼서 3주 전에 대학병원에 다녀왔습니다. MRI 검사상 무지척측측부 인대 부분 파열 진단을 받았어요. 손목건초염도 같이 있다고 했고요. 병원에서는 수술을 권했는데, 사실 코로나 전후로 빚이 생겼습니다. 수술할 여유도 없고 수술하고 나서 쉴 형편이 전혀 되지 않아 이곳까지 왔는데 치료가 가능할까요?"

얼마 전에 무지척측측부인대손상 진단을 받은 조립 관련 일을 하면서 서울 은평구 불광동에 살고 있는 50대 초반 남성 환자분의 사례입니다.

손을 많이 사용하는 조립 관련 일을 하다 보니 손을 사용하지 못하면 당장 생계에 문제가 생겨 걱정이 많다고 하셨습니다. 거기에 코로나 전후로 빚까지 생겨 이미 정신적으로 많은 스트레스를 받고 있는 상태였습니다. 통증도 통증이지만 스트레스로 잠도 제대로 못 잔다고 했습니다.

무엇보다 환자분의 심리 상태가 많이 걱정스러웠습니다. 견우한의원에 내원하긴 했지만 치료가 정말 가능한 건지, 일을 중단하지 않아도 치료가 되는지부터 해서 통증과 관련된 많은 질문을 하셨습니다.

이처럼 환자분의 증상이 직업에 영향을 미치는 경우 정신적 스트레스를 피할 수 없습니다. 이 글을 보고 계신 환자분 또는 보호자들도 같은 생각을 가지고 계실 것입니다. 무지척측측부인대손상과 관련하여 도움이 되는 주의사항과 실제 견우한의원에서 진행했던 치료 방법을 알려드리려 합니다.

환자분은 이미 6개월간 통증이 지속되었고, 수술을 하지 않은 상태라 사실상 제대로 된 치료도 받지 못한 상태였습니다. 초기에 치료했으면 좋았겠지만 단순 통증이라 곧 좋아지겠지 하고 생각했던 환자분의 마음도 충분히 이해가 됩니다. 일상에서 손목통증은 정말 흔하기 때문입니다.

환자분이 하는 일에도 지장이 갈 정도가 되어 빠른 치료가 필요했습니다. 충분히 수술 없이 치료가 가능하다는 점을 인지시켜 드리고, 생계에도 지장이 없게 최선을 다하겠다고 약속드렸습니다.

올바른 치료와 처방을 내리는 것도 중요하지만 무엇보다 주치의를 믿고, 환자분이 회복할 수 있다는 긍정적인 마음을 가지고 있는 것이 중요합니다.

무지척측측부인대손상이란?

무지척측측부인대손상은 염좌로 인해 중수골과 수지골을 잡아주는 엄지손가락 척측측부인대(검지에 가까운 부위)**에 통증을 호소하는 질환입니다. 예를 들어 스키선수들**

이 넘어질 때 폴대를 잡은 채 넘어지면서 손상을 입는 경우가 많습니다. 그래서 스키무지(스키어무지)라고도 합니다. 일부에서는 자전거를 타다가 손을 짚고 넘어지면서 발생하기도 합니다.

대개 염좌와 많은 관련이 있어 넘어질 때 손가락이 꺾이면서 완전 파열, 불완전 파열 등을 유발하게 됩니다. 완전 파열인 경우 수술적 조치가 필요하지만, 불완전 파열인 경우에는 아대 등을 사용해 고정하면서 한방 치료와 같

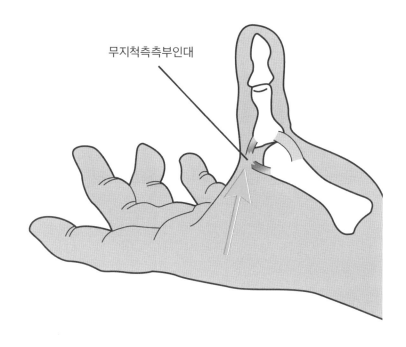

무지척측측부인대

은 보존치료를 진행하게 됩니다. 이 환자분은 불완전 파열로 수술보다는 한방 치료가 더 적합하다고 판단이 되었습니다.

혹시 나도? 무지척측측부인대손상 의심 증상

'나도 혹시 무지척측측부인대손상일까?' 걱정스럽다면 다음 증상을 체크해 보시기 바랍니다.

☐ 엄지손가락 척측(검지에 가까운 부위)에 통증과 압통 반응을 보인다.

☐ 엄지손가락을 바깥쪽으로 꺾을 때(검지에서 멀어지는 방향) 통증이 있다.

☐ 스키나 자전거를 타다가 손을 짚고 넘어진 후 1, 2번과 같은 증상이 있다.

※해당 증상들이 지속된다면 무지척측측부인대손상을 의심해 볼 수 있습니다.

실제 스키나 자전거를 타다 넘어진 다음 엄지손가락 마디가 아프다고 하면서 견우한의원을 찾는 분들이 계십니다. 이런 경우 무지척측측부인대손상이 아닌가 하고 의심해 볼 필요가 있습니다.

초기 통증은 상대적으로 적은 편이지만 물건을 쥐는 악력에도 영향을 주며 손 사용에 있어 애로를 느끼는 기능성 장애가 큰 질환입니다.

그래서 초기에 발견하여 적극적으로 치료하는 것이 좋습니다.

무지척측측부인대손상… 예방·치료하는 생활 수칙

환자분께는 치료 방법과 함께 일상에서 꼭 지켜야 하는 주의사항도 함께 설명해 드렸습니다. 주의사항은 다음과 같습니다.

1 아픈 부위를 만지거나 마사지하지 않는다.
2 무겁거나 힘쓰는 일을 조심한다.
3 아픈 부위의 손 사용을 줄인다.
4 과음을 피한다.

주의사항에 이어 환자분께 설명해 드렸던 치료 방법은 다음과 같습니다.

1 일상에서의 주의사항을 잘 지키고
2 관련 근육을 풀어주면서
3 통증, 염증을 효과적으로 제어하고

4 원기를 끌어올려 인대 회복 및 재건을 도와주면서 재발을 방지하고
5 막힌 기혈 소통을 도와 인대를 정상화시키면 괴로움과 고통에서 벗어날 수 있습니다.

손목건초염도 함께 병행 치료를 하였습니다. 아울러 당뇨가 있어 염증에 상당히 취약했지만 치료와 주의사항을 적극적으로 지켜주서서 비교적 원활하게 치료할 수 있었습니다.

"손목통증도 처음보다 많이 줄어들었고, 엄지손가락 쪽은 이제 통증이 전혀 없네요. 일할 때 불편함도 많이 줄어서 너무 만족스럽습니다. 원장님이 친절하게 잘 도와주셔서 용기를 낼 수 있었던 것 같아요. 원장님뿐만 아니라 견우한의원은 직원분들도 항상 밝게 대해주셔서 정신적으로도 많은 위안을 받았습니다. 정말 감사합니다."

치료 결과에도 만족하시고, 무엇보다 견우한의원 직원들의 진정성 있는 모습과 친절함에 위안을 받았다고 하셨습니다. 열심히 내원하여 치료에 임해주셔서 감사할 따름이었습니다.

환자분은 치료 이후에도 근처에 오실 때마다 종종 견우한의원을 찾아주셨습니다. 직원들을 위해 맛있는 간식도 사오십니다. 진심으로 감사드립니다.

처음 내원할 때는 많은 의심과 걱정, 통증 그리고 우울감으로 힘들지 모르지만 용기를 내어 내원하고 주치의와 함께 올바른 치료법을 찾는다면 분명 이 환자분처럼 건강한 일상과 행복을 되찾는 데 도움이 될 것입니다.

더 이상 힘든 고통을 혼자 짊어지지 마시고 환자분에게 맞는 주치의를 만났으면 좋겠습니다. 견우한의원은 언제나 정성을 다해 치료하며, 환자분의 빠른 회복을 기원합니다.
언제나 환자분 한 분 한 분께 진정성 있는 치료와 회복을 약속합니다.

삼각섬유연골복합체손상

새끼손가락 손목이 아픈 병

"2년 전에 골프를 한 달 정도 집중적으로 치던 중 오른쪽 손목을 다쳤고, 증상이 심해져서 삼각섬유연골복합체손상 수술도 했습니다. 수술 후에는 별다른 통증 없이 잘 지내다가 한 달 전부터는 왼쪽 손목이 다시 그때처럼 불편해져 정형외과에 갔습니다. X-ray와 초음파 검사를 했더니 다시 새끼손가락 손목 부위에 염증이 생겼다고 합니다. 분명 괜찮았는데 왜 이렇게 된 걸까요? 일할 때도 불편하고 좋아하던 골프도 이제 못 합니다."

금세공 일을 한 지 3년 된 서울 영등포구 여의도에 사는 30대 후반의 남성 환자분 사례입니다.

손을 많이 쓰는 일을 하고 계시고, 다시 손목에 통증이 있어 내원하셨습니다. 이미 2년 전에 수술도 한 상태였는데 다시 아프기 시작하니 당황스럽고 놀라셨다고 합니다. 하고 있는 일과도 연관되어 있어서 일하는 내내 손목통증 때문에 고통스럽다고 하셨습니다. 최대한 빨리 치료하고 싶고, 수술은 다시 하고 싶지 않다고 말씀해 주셨습니다.

삼각섬유연골복합체손상 진단을 받고 고통 속에 계시는 분들 또는 단순 손목통증인가 하고 정보를 찾다가 이 글까지 보게 되신 분들도 있을 것입니다. 만성 손목통증의 흔한 원인으로 손을 많이 사용하는 사람이라면 누구나 대상이 될 수 있습니다.

하루에도 삼각섬유연골복합체손상으로 10명 전후의 환자분들이 오십니다. **힘들어하는 환자분들의 모습에 진심을 다해 공감하고 빨리 건강을 찾을 수 있도록 도와드려야겠다는 마음을 가지고 진료합니다.**

환자분은 손을 많이 사용하는 직업이고 특히 금세공 일을 하다 보니 정밀하게 일을 해야 하는데, 제대로 하지 못하고 자신감마저 없어지는 것 같다고 하셨습니다. 하루빨리 손목통증에서 해방시켜 드려야겠다는 마음을 가지고 치료에 임했습니다.

재발 이후 오랫동안 고민을 하다가 수소문 끝에 견우한의원에 오게 되었다고 했습니다. 걱정하는 마음이 보여 환자분께 비슷한 사례로 수술 후 재발이 되어 내원했던 다른 환자분들의 이야기를 전해드렸습니다.

"전에 오셨던 환자분들 중 삼각섬유연골복합체손상 수술을 하고 오신 분도 계셨는데 계속 불편함이 남아 있어 견우한의원에서 열심히 치료받고 완전히 회복하신 분도 계십니다. 걱정하는 마음은 충분히 이해합니다. 그래도 용기를 내서 오셨으니 최선을 다해 치료해 드리겠습니다."

처음 문을 열고 들어오셨을 때보다 한층 밝아진 표정을 보여주셨습니다. 항상 치료 과정을 설명해 드리기 전에 20~30분 정도는 환자분의 이야기를 들어드리고 함께 고민하는 시간을 가집니다. 공감과 소통을 위한 정말 중요한 시간이라고 생각합니다.

삼각섬유연골복합체손상이란?

삼각섬유연골복합체손상은 TFCC손상이라고도 불립니다. 손목은 8개의 뼈가 모여 굴곡, 신전 등 다양한 운동을 할 수 있습니다. **삼각섬유연골복합체란 손목 관절 중 요골원위 척골연에서 척골 경상돌기로 뻗어있는 삼각형 모양의 섬유성 연골**(쉽게 말해 새끼손가락 손목 관절에 위치한 삼각형 모양의 섬유성 연골)**을 말합니다.**
이는 요골과 척골을 손목과 연결하여 손목 관절의 안정

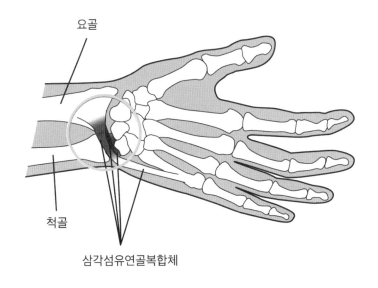

요골

척골

삼각섬유연골복합체

화에 기여하는 구조물입니다. 수근골로부터 척골 원위단에 가해지는 외부 압력에 대해 충격을 흡수하는 역할을 하여, 손목을 돌리거나 뒤로 젖힐 때 유연하게 잘 움직일 수 있도록 도와줍니다.

이러한 삼각섬유연골복합체가 외부의 압력이나 충격으로 인해 파열되거나 퇴행성 병변으로 손상되어 염증과 더불어 통증을 일으키는 것을 삼각섬유연골복합체손상이라고 말합니다.

환자분의 경우 금세공이라는 손을 자주 쓰는 직업 특성과 집중적인 골프 연습이 결합돼서 손목통증을 유발했을 가능성이 높았던 것으로 판단이 되었습니다.
이 부분에 대해 설명을 해드리니 삼각섬유연골복합체손상의 원인에 대해 수긍하는 모습을 보여주셨습니다.
치료를 잘하는 것도 중요하지만 환자분께서 원인과 해당 증상에 대해 충분히 이해할 수 있게 설명해 드리고 공감을 얻는 것 또한 중요하다고 생각합니다.

환자분처럼 직업(금세공, 프로게이머, 골퍼, 테니스 선수)이나 운동이 원인이 될 수도 있고, 일상에서는 손목 염좌와 같은 외상이나 손목 과다 사용에 의한 퇴행성 병변으로도 생길 수 있습니다.

과사용이나 염좌 후에 충분한 휴식과 수면, 적극적인 치료를 했음에도 불구하고 새끼손가락 손목에 2주 이상 통증이 지속된다면 삼각섬유연골복합체손상을 의심해 볼 수 있습니다.

혹시 나도? 삼각섬유연골복합체손상 의심 증상

'혹시 나도 삼각섬유연골복합체손상이 아닐까?' 걱정스럽다면 다음 증상을 체크해 보시기 바랍니다.

☐ 새끼손가락 손목을 누르면 압통 반응이 있다.

☐ 짚고 일어나거나 짚고 앉을 때 손목통증이 있다.

☐ 문고리 돌리기, 걸레 짜기, 병따개 돌려서 따기, 자동차 핸들 돌리기, 열쇠 돌리기 등 손목을 돌리는 회전 동작을 하면 손목이 아프다.

☐ 무거운 물건을 들거나 밀 때 손목이 아프다.

※ 해당 증상들이 지속된다면 삼각섬유연골복합체손상을 의심해 볼 수 있습니다.

증상이 심해지면 손목이 붓거나 소리가 나고 손의 힘이 빠지는 증상이 나타나기도 합니다. 만성 손목통증의 흔한 원인 질환인 만큼 초기에 발견하여 치료하는 것이 중요합니다.

치료와 함께 환자분이 일상생활에서 지켜야 할 주의사항에 대해서도 설명해 드렸습니다.

1 일상에서 손을 짚고 일어나거나 손을 짚고 앉지 않는다.

2 손목을 돌리는(비트는) 회전 동작을 피한다. 예) 문고리 돌리기, 병을 돌려서 따기, 유리창 닦기 등

3 아픈 곳을 누르거나 마사지하지 않는다.

4 손목 과다 사용을 줄이고 무겁거나 힘쓰는 일을 하지 않는다.

5 염증을 악화시킬 수 있는 음주를 피한다.

6 손목을 돌리면서 통증 유무를 확인하지 않는다.

특히 글씨 쓰기가 손목에 부담을 주기에 장시간 글을 써야 하는 경우 조심해야 합니다.

만성적인 손목통증에 시달리는 경우 아픈 부위를 눌러보면서 확인하는 경향이 있는데, 이런 경우 증상을 악화

시킬 수 있어 만지지 않는 게 좋습니다. 대신 중간중간 10~20분 전후로 해서 아픈 손목 주위로 아이스팩을 하면 도움을 받을 수 있습니다.

필요시 아대를 착용할 수 있지만 하루 1~2시간 전후로 사용하는 게 좋습니다. 장시간 착용하게 되면 손목 힘이 빠질 수 있어 각별히 주의해야 하며, 손목의 힘이 빠지는 게 느껴진다면 담당 한의사와 착용 지속 여부와 착용 시간에 대해 상담하는 게 좋습니다.

환자분의 경우 직업의 특성과 집중적인 골프가 결합되어 손목통증을 유발했을 가능성이 높아 다음과 같은 구성으로 치료를 하게 되었습니다. 환자분들마다 증상을 유발하는 원인이 다를 수 있기 때문에 그에 맞는 치료 방법을 찾는 것이 중요합니다.

1 손목 사용 시 발생하는 통증을 줄여주고
2 원기를 끌어올려 치료 및 재발을 막아주며
3 막힌 기혈을 순환시켜 손목 관절을 안정화시키고
4 손목의 바른 정렬을 도와주면서
5 증상에 따른 일상에서의 주의사항을 잘 지키면 괴로움과 고통에서 벗어나 정상적인 사용이 가능해집니다.

손목통증 때문에 일하는 내내 너무 스트레스를 받아 퇴근 후에는 술을 자주 드셨다고 합니다.

얼마나 고통스러웠으면 술에 의존하였을까요? 그러나 술은 염증을 악화시킬 수 있어 통증 질환을 치료할 때는 금주나 절주가 필요해 환자분에게 양해를 구하니 최대한 금주하는 쪽으로 노력하겠다고 하셨습니다.

"원장님 이제 일할 때 손목통증이 거의 안 느껴집니다. 스트레스도 줄어서 술도 지인들 만날 때 빼고는 거의 마시지 않고, 무엇보다 마음이 너무 편합니다. 사실 수술하고 나서 재발한 거라 견우한의원에서 치료가 가능할지 처음에는 의심했어요. 이렇게 빨리 회복될 줄은 몰랐네요. 정말 감사합니다."

치료 종료 시점이 다가올 때 환자분이 하신 말씀입니다.

많은 환자분들이 내원할 당시에는 통증과 함께 불안한 마음과 의심을 가지고 계십니다. 견우한의원에 오기까지 얼마나 많은 치료와 검사 그리고 통증에 힘겨워 하셨을지 생각하면 충분히 이해가 됩니다. 아픈 마음 달래드리고 하루 빨리 회복을 도와드리기 위해 최선을 다합니다.

주치의는 환자의 증상뿐만 아니라 마음까지 들여다볼 줄 알아야 한다고 생각합니다. 병원이 무섭고 치료가 무서워 내원하지 못하는 분들도 계실 것입니다. 괜찮습니다. 그 마음까지 회복시켜 드리고 환자분들이 치료에 용기를 낼 수 있도록 노력하겠습니다.

견우한의원의 문은 언제나 활짝 열려 있습니다. 용기를 내어 방문해 주시는 한 분 한 분을 위해 최선을 다하겠습니다.

환자분을 만나 치료하는 것으로 끝이 아닌, 끊임없이 연구하고 고민하여 신뢰와 믿음을 드리고 더 많은 환자분들께 도움을 드리고 싶은 마음입니다.

늘 진정성 있는 치료와 빠른 회복을 위해 노력합니다.

월상골연화증

손목이 무혈성 괴사되는 병

"1년 전쯤에 요가를 하고 나서부터 오른쪽 손목에 통증이 생겼습니다. 학기 초라 손을 많이 써서 그런가 보다 하고 지냈는데, 손목통증이 계속 있어서 동네 정형외과에 갔습니다. X-ray 검사상으로 근육 문제인 것 같다고 해서 한 달 정도 물리치료를 했는데 별반 나아지지 않아 대학병원까지 가게 되었습니다. MRI와 X-ray를 찍었는데 월상골연화증 진단을 받았습니다. 병원에서 추적 관찰을 하자고 했고, 견우한의원에서 병행 치료를 하기 위해 방문하게 되었어요. 빨리 통증이 없어졌으면 좋겠습니다.

많은 걱정과 불안을 가지고 내원하신 서울 마포구 상암동에 거주하는 20대 초반 여성 대학생 환자분의 사례입니다. 대학 생활을 시작하면서 건강을 위해 요가를 시작했는데 얼마 지나지 않아 손목통증이 생겼고, 정형외과와 대학병원을 거쳐 견우한의원까지 내원한 상황이었습니다.

젊은 나이임에도 손목통증 때문에 일상생활까지 문제가 생기니 얼마나 걱정이 많으셨을까요?
처음에는 단순한 통증이었지만 이제는 짚고 일어나거나 짚고 앉을 때 손목통증이 너무 심하고 조금만 사용을 해도 통증이 있어 너무 불편하다고 했습니다.

대학 생활도 해야 하고 아르바이트까지 병행해야 하는 상황에 병원비는 계속 빠져나가고, 고통도 심하니 속상하다고 했습니다. 환자분과 이야기를 하면서 마음이 무거웠습니다.

이 글을 보고 계신 분들 중에서도 단순 통증으로 시작되었지만 만성 통증이 되어 고민하거나, 환자분처럼 치료를 받고 있지만 낫지 않아 다른 치료 방법을 찾고 있는 분도 계실 거라고 생각합니다.

이번 기회에 월상골연화증이 무엇인지, 치료 방법과 주의사항 등을 알아두는 것도 좋을 듯합니다.

지난 18년간 한의사로 임상 현장에 있으면서 다양한 어깨통증에 매진하여 회복을 도와드리고, 견우한의원의 뜻처럼 환자분들의 벗이 되어드리고 있습니다.

누구보다 환자분의 입장에서 생각을 해 보고, 올바른 치료를 하려면 끊임없는 연구를 해야 한다고 생각합니다. 견우한의원에 내원하여 회복하신 여러 환자분들을 볼 때면 기쁜 마음과 함께 체력이 다할 때까지 더 연구하고 노력해야겠다는 철학을 가지고 임합니다.

"원장님, 사실 지금 다니는 대학병원에서도 나을 수 있는지 확실한 대답을 못 들었는데 견우한의원에서 치료가 가능할까요? 잘한다고 해서 추천을 받아서 오긴 했는데, 견우한의원은 처음이고, 사실 침 맞는 것도 무섭고 약을 먹어야 한다면 한약이겠죠? 다 걱정이에요."

일단 한의원이 낯설고 치료가 무섭다고 느끼는 점, 충분히 이해합니다. 한방 치료가 처음인 분이라면 더더욱 그럴 수 있습니다.

환자분께 어떻게 말씀드리고 설득해야 걱정이 덜어질지 대화를 나누는 내내 고민했습니다. 마음의 안정을 찾아드리고 치료를 시작하는 것이 맞다고 생각했습니다.

통증도 통증이지만 환자분의 심리 상태가 심히 걱정되었고, 1년이나 지난 상황이고, 지푸라기라도 잡는 심정으로 오셨을 거라는 생각이 들었습니다.

먼저 월상골연화증에 대해 걱정하는 부분들을 관련 사례를 들어 차분하게 설명을 해 드렸고, 현 상황에서 환자분에게 가장 맞는 치료 방법과 주의사항도 자세히 알려드렸습니다.

월상골연화증이란?

우리 손에는 14개의 손가락뼈, 5개의 손바닥뼈, 8개의 손목뼈가 있어 하나의 손은 27개의 뼈로 구성되며, 양손을 합치면 54개의 뼈로 구성되어 있다고 할 수 있습니다.

신체를 구성하는 총 206개의 뼈 중에서 4분의 1이 양손에 모여 있는 셈입니다. 손목에는 8개의 뼈가 2줄로 배열되어 있고, 전완쪽으로 반상골, 월상골, 삼각골, 두상골이 있으며, 말단쪽으로 대능형, 소능형골, 유두골, 유구골이 있습니다.

월상골연화증은 8개의 손목뼈 중에서 월상골에 국한돼서 발생하며, 10%에서는 양손에 생깁니다. 손목통증이 생기고, 굴곡·신전·회전 등의 손목 움직임이 제한되며, 손목을 사용할 때 힘이 들어가지 않으며, 부종과 압통을 호소합니다.

월상골에 문제가 있어 통증이 발생하기는 하지만 특정 부위에 통증이 있기보다는 손목에 전체적인 통증을 느끼며, 아픈 부위를 지적해 보라고 하면 특정 부위보다는 손목 전체를 가리키는 게 일반적입니다. 특히, 손바닥으로 방바닥을 짚고 앉거나 짚고 일어서는 동작을 하게 되면 심한 통증을 느끼게 됩니다.

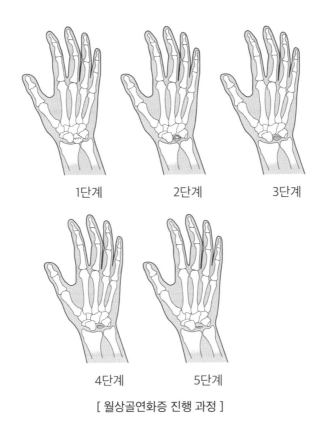

1단계   2단계   3단계

4단계   5단계

[월상골연화증 진행 과정]

치료하지 않을 경우 대개는 골절, 함몰, 단축의 과정을 거
치게 되기 때문에 초기에 발견하여 올바른 치료를 받는
것이 중요합니다.

**초기에는 환자분처럼 엑스레이 검사상 정상으로 보이지
만 증상이 발전하게 되면 엑스레이 검사에도 나타나게
됩니다.** 그래서 손목염좌나 외상 후 2주 이상 적극적인

치료와 충분한 휴식을 했음에도 손목통증이 지속적으로 있거나 심해진다면 MRI 검사를 하는 게 좋습니다.

일부에서는 주상골에 문제가 발생하기도 합니다. 이럴 경우 주상골연화증이라고 합니다. 주상골은 뼈가 작고 얇기 때문에 골절 초기에는 엑스레이 검사로 확인이 어려울 때가 간혹 발생합니다. 아울러 뼈가 작고 얇기 때문에 골절이 발생하면 심하게 조각이 나는 경우가 많으며, 골절 후 뼈에 영양과 혈액을 공급하는 미세혈관이 손상되거나 막혀 뼈와 관절이 괴사하는 주상골 무혈성 괴사 등의 문제가 생길 수 있습니다.

환자분은 월상골연화증 초기였기 때문에 엑스레이 검사상 보이지 않았을 수 있다고 설명해 드렸고 해당 질환에 대해 자세히 알려드렸습니다.

환자는 주치의보다 질환에 대해 모를 수밖에 없습니다. 질환에 대해 정확하게 설명하고 납득시키며 치료와 회복까지 이어가는 게 저의 역할이라고 생각합니다. 시간이 길어지더라도 자세하게 설명해 드리려 늘 노력합니다.

혹시 나도? 월상골연화증 의심 증상

'나도 혹시 월상골연화증이 아닐까?' 걱정된다면 다음 증상들을 체크해 보면 좋을 듯합니다.

□ 손을 짚고 일어나거나 손을 짚고 앉을 때 손목에 통증이 있다.

□ 손목 염좌 후에 일정한 시간이 지났음에도 지속적인 손목 통증이 있다.

□ 무겁거나 힘쓰는 일을 하면 손목이 아프다.

□ 월상골(혹은 주상골)을 누르면 아프다.

□ 손목을 돌리면 아프다.

□ 만성적인 손목통증이 있다.

※ 해당 증상들이 2주 이상 지속되거나 자주 반복된다면 월상골연화증을 의심해 볼 수 있습니다.

월상골연화증… 예방·치료하는 생활 수칙

월상골연화증을 예방하고 치료하기 위해서는 다음의 주의사항을 잘 지키는 것도 도움이 됩니다.

1 손을 짚고 일어나거나 손을 짚고 앉지 않는다.

2 손목을 굴곡·신전하거나 비트는 동작(회전 동작)을 하지 않는다.

3 월상골 부위를 만지거나 마사지하지 않는다.

4 술을 삼간다.

5 손 사용을 정상적인 사용량의 50% 정도로 줄이되 전혀 사용하지 않게 되면 2차적 문제인 관절 구축 등이 생길 수 있다.

6 무거운 물건을 들거나 힘쓰는 일을 피한다.

7 아대 착용이 도움이 되기는 하지만 하루 2시간 전후로 사용하는 것이 좋다. 힘이 빠지는 느낌이 들거나 혹은 손이 굳는 느낌이 든다면 착용 시간을 줄이거나 하지 않는다. 단 수면 시에는 착용을 피한다.

8 충분한 수면과 휴식을 취한다.

아르바이트나 학교 생활에는 지장이 가지 않을 정도로 주의사항을 알려드렸습니다. 처음 내원했을 때의 표정과는 달리 치료에 대한 굳은 의지를 보여주셨습니다.

환자에게 적용한 치료 방법은 다음과 같습니다.

1 주의사항을 잘 실천하고

2 손목 주변 근육을 풀어주면서

3 아픈 통증을 가라앉혀 주고

4 막힌 기혈 순환을 뚫어주어 혈액순환을 원활히 하면서

5 원기를 끌어올려 월상골의 정상화를 도와주면 괴로움과 고통에서 벗어날 수 있습니다.

증상 초기에 발견했다 하더라도 적극적으로 치료하지 않으면 병이 계속해서 진행되는 경향이 있어 초기 치료가 매우 중요합니다. 환자분은 내원 당시 증상 초기는 아니었지만 긍정적인 마음과 적극적인 치료 의지를 보여서 빠른 회복이 가능했습니다.

"이렇게 빨리 좋아질 줄은 몰랐어요. 정말 견우한의원에 오길 잘했다는 생각이 듭니다. 여기 추천해 주었던 지인에게도 정말 고맙다고 감사 인사도 했어요. 내원할 때마다 꼼꼼하게 치료해 주시고 고민도 많이 들어 주셔서 감사합니다!"

환자분과는 치료 이야기 외에도 가지고 있는 고민이나 심리 상태에 대해서도 많은 이야기를 나누었습니다. 이런 부분들 하나하나가 모여 환자분에게 도움이 되고 회복까지 도울 수 있었기에 많은 보람을 느꼈습니다.

단순히 치료만 목적으로 하는 것이 아닌 치료 종료 후 환자분이 살아갈 일상 그리고 마음까지 편안하게 도와드릴 수 있는 것이 진정성 있는 주치의가 나아가야 할 방향이라고 생각합니다.

처음 내원할 때는 의심과 걱정, 수많은 생각을 가지고 오실 수 있다고 생각합니다. 다 괜찮습니다. 치료 종료 후에는 꼭 웃으면서 나갈 수 있게 도와드리겠습니다.

치료가 가능할까 고민하고 검색으로만 끝나는 경우도 정말 많을 것입니다. 용기를 내서 새로운 치료에 도전해 보세요. **새로운 치료에 도전해야 좋은 결과도 나올 수 있습니다.**

요골신경마비

손목이 올라가지 않는 병

"손목에 통증은 전혀 없고 붓기도 없는데 손목에 힘이 들어가지 않고 손이 위로 올라가지를 않아요. 일은 해야 하는데 정말 미치겠네요."

이 환자분은 요골신경마비 진단을 받으셨습니다. 병원에서 한 달 정도 치료를 받았지만 여전히 손목이 올라가지 않아 손을 제대로 사용할 수 없어 내원했던 환자분이십니다.

지금 이 글을 읽고 계신 분 중에도 요골신경마비 때문에 일상생활을 하면서 고통을 받고 있는 분도 계실 것입니다. 큰 병원에서 약을 쓰고 물리치료를 병행해도 잘 낫지 않아 이것저것 검색도 해보고 고민을 거듭하다가 찾아오는 그 마음이 얼마나 힘들었을지 이해하고도 남습니다.

18년 넘게 진료를 해 온 경험을 바탕으로 '요골신경마비'에 관해 설명해 드릴 테니 집중해서 읽어보면 좋을 듯합니다.

최근 서울 강남구 역삼동에 소재한 IT 회사에 다니는 30대 남성 직장인 환자분께서는 회사 워크숍에서 술을 마시고 난 후 팔을 베고 잤는데 손목이 올라가지 않아 견우한의원에 방문해 주셨습니다.

요골신경마비 진단을 받으셨고, 병원에서 한 달 정도 치료를 했으나 여전히 손목이 올라가지 않았다고 합니다. 이러다 손을 아예 못 쓰게 되는 건 아닌지 지푸라기라도 잡는 심정으로 견우한의원을 찾았다고 하셨습니다. 불안한 마음을 먼저 추스르도록 빠른 치료를 위해 심리요법을 함께 받기로 치료 계획을 잡았습니다.

요골신경마비란?

요골신경마비는 손상 부위에 따라 나타나는 증상도 다릅니다. 팔꿈치 윗부분에 문제가 생기면 요골신경마비라고 하는데, 손목하수, 수근하수, 수근낙하, 손목처짐이 생깁니다. 반면 팔꿈치 아래 부분에 문제가 생기면 가운데 손가락을 펴는 것이 힘들어집니다.

요골신경마비가 의심된다면 손쉽게 자가 진단할 수 있는 방법이 있습니다.

1 양 팔꿈치를 들어 가슴 높이에서 양손을 모은다(기도 자세).
2 이 자세를 유지한 상태에서 양 손바닥을 뗀 상태로 둔다.
3 그대로 유지하지 못한다면 요골신경마비를 의심해 볼 수 있다.

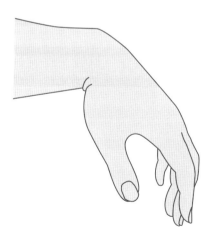

요골신경마비는 눌린 시간과 압력이 적을수록 또는 젊을수록 회복 속도가 빠릅니다.

요골신경마비가 발생하게 되면 자가 운동이나 스트레칭을 하기보다는 필요한 치료를 받는 것이 빠른 회복에 도움이 됩니다.

요골신경마비 환자에게 시행한 치료 방법은 다음과 같습니다.

1 신경이 눌린 주변의 근육을 풀어주면서

2 질환에 맞는 주의사항을 실천하고

3 마음을 안정시켜 자율신경을 편하게 해주면서

4 신경 손상 회복을 도와줄 수 있는 환경을 조성하고

5 원기를 끌어올려 전신의 기능을 회복시켜 주면서

6 막힌 기혈을 뚫어 요골신경의 정상화를 도와주면 괴로움과 고통에서 벗어나 정상으로 돌아올 수 있습니다.

요골신경마비… 예방·치료하는 생활 수칙

요골신경마비를 예방하고 치료하기 위해서는 다음 사항을 조심하는 게 좋습니다.

1 충분한 수면과 휴식을 취한다.

2 과음이나 과로를 피한다.

3 불필요한 손목 굴곡이나 신전을 하지 않는다.
4 과도한 손 사용을 줄인다.
5 아픈 부위를 만지거나 마사지하지 않는다.
6 무겁거나 힘쓰는 일을 피한다.

환자분께 치료 과정에 대해 차분하게 설명해 드렸더니 의심과 불만은 사라지고 적극적으로 치료를 받아야겠다고 말씀해 주셨습니다. 언제든지 좋아질 수 있고, 빠르게 회복이 가능한 점에 대해 기쁜 마음이 생겼다고 하셨습니다.

"평생 이런 불편을 가지고 살게 되면 어쩌나 정말 걱정했었는데, 원장님을 통해서 잘 치료가 되고 주의사항만 잘 지키면 재발하지 않는다고 하니 안심이 됩니다. 늘 제 말씀을 잘 들어주시고 따뜻하게 대해주셔서 편안하게 치료를 잘 받을 수 있었습니다."

치료 종료 후에도 건강한 일상을 이어갈 수 있도록 주의사항을 자세히 티칭해 드렸습니다. 이제 불편함이 거의 없어 자신감도 다시 생겼고, 혹시 어깨가 아프면 언제든 견우한의원을 찾겠다고 하셨습니다.

병원에 대한 믿음이 다시 생기고 무엇보다 환자분의 마음이 이전보다 무척 밝아진 것 같아 다행이라고 생각했습니다. 다시 한 번 한의사로서 한없는 보람을 느꼈고 지금처럼 환자에게 마음을 열어줄 수 있는 따뜻한 심의가 되겠다고 다짐했습니다.

어깨통증으로 고민하고 힘들어하는 환자분들과 그 옆에서 함께 고민하는 보호자들이 분명히 계실 거라고 생각합니다. 몸이 아프면 마음도 아프게 됩니다. 더 이상 혼자라고 생각하지 마시고, 마음까지 치료할 수 있는 견우한의원으로 오세요.

환자분이 긍정적인 마음을 가지고 편안하게 치료를 받을 수 있도록 최선을 다하겠습니다. 견우한의원의 문은 언제나 열려 있습니다.

요골신경마비는 한의학으로 빠르게 치료하여 건강한 일상을 되찾을 수 있습니다.
걱정과 고통 속에 있는 환자분과 보호자들이 이 글을 통해 조금이나마 마음의 평안함을 얻었으면 합니다.

손목터널증후군

주부 손저림의 대명사

"1년 전 오른손이 자꾸 저려서 병원에 갔더니 손목터널
증후군이라는 판정을 받았습니다. 그래서 물리치료부터
주사치료까지 받았지만 좀처럼 저림이 가라앉지 않았
고, 6개월 전에는 대학병원에서 수술도 받았습니다. 수
술 후에는 저림도 없고 좋았는데 시간이 지나면서 또다
시 저리기 시작해 대학병원에 갔더니 재수술을 해야 한
다고 했습니다. 다시 수술대에 오르려고 하니까 겁도 나
고 수술 없이 치료할 방법을 찾다가 견우한의원까지 오
게 되었습니다.

재수술은 정말 싫습니다. 마지막 치료라는 생각으로 찾
아왔어요."

손목터널증후군으로 인해 각종 치료에 수술 그리고 재수술까지 권유받은 서울 마포구 신수동에 거주하는 50대 초반 가정주부 환자분의 사례입니다.

환자분은 대학병원을 믿고 수술까지 했는데, 다시 재발이 되었으니 얼마나 속상했을까요?

처음 수술대에 오를 때도 각종 스트레스로 잠도 제대로 못 잤는데, 재수술을 받아야 한다고 하니 정말 싫었고 병원에 다시는 가고 싶지 않다고 했습니다.

주변을 수소문하던 중 견우한의원은 수술 없이 재발하지 않는 치료와 회복이 가능하다고 하여 오게 되었다고 했습니다. 믿고 오신 만큼 건강한 일상을 되찾아드리겠다고 약속드렸습니다.

지금 이 글을 읽고 계신 분 중에도 손목터널증후군 치료를 받고 있거나, 수술 후 재발하여 재수술을 권유받아 수술 없이 치료하는 방법을 찾고 계신 분도 있을 거라고 생각합니다.

어떤 질환에 걸리든 몸이 아프면 마음까지 힘듭니다. 고통을 빠르게 없애는 것도 물론 중요하지만, 지치고 우울했던 마음까지 건강하게 치료하는 게 진정한 회복이라고 생각합니다. 빠른 치료도 중요하지만 무엇보다 중요한 것은 몸과 마음을 다스리는 올바른 치료입니다.

제가 견우한의원이라고 지은 계기도 어깨 '견', 벗 '우' 로 어깨 친구, 바로 환자분들의 친근한 벗이 되겠다는 뜻을 담아서 짓게 되었습니다. 무섭고 두려운 병원보다는 친구같이 편안한 한의원이 치료받기 좋은 곳이라고 생각합니다.

지난 18년간 한의사로 임상 현장에 있으면서 다양한 어깨통증에 매진하고 연구하여 환자분들이 웃으며 견우한의원의 문을 열고 나설 수 있도록 늘 최선을 다하여 임하고 있습니다.

한 분야의 전문가가 되려면 관련 분야의 서적을 200권 이상 읽거나, 그 분야에서 10,000시간 이상의 경험을 가지고 있거나, 전문가로서 논문이나 책을 출간해야 한다고 합니다. 현재 국내외 논문 10편(SCI급 논문 3편), 특허 1건, 책 4권을 출간하였으며, 책의 인세 수익금은 마포구 불우이웃돕기 성금으로 전액 기부하고 있습니다.

'왜 어깨가 아프면 한의원에 먼저 가지 않을까?', '기존의 치료법을 능가하는 새로운 방법으로 어깨를 치료할 수는 없을까?'라는 고민을 거듭하면서 그에 대한 해결책으로 책 출간을 하게 되었고, 믿을 수 있는 주치의가 되기 위해서 지금까지도 연구에 연구를 거듭하고 있습니다. 견우라는 상호를 사용하는 한 사람을 먼저 생각하는 주치의로서의 철학은 영원히 변하지 않을 것입니다.

"손이 자꾸 저려서 집안일을 하기도 힘들고, 요즘은 사람을 불러서 집안일을 맡길 정도예요. 이렇게 하는 것도 한두 번이지 치료비와 수술비에 그간 나간 돈이 한두 푼이 아닙니다. 한의원에 오는 것도 사실 부담인데 더 이상 방법이 없네요."

집안일부터 금전적인 부분까지 환자분은 극심한 스트레스에 시달리고 있었습니다. 충분히 환자분의 고충을 들어드리고, 조심스레 손목터널증후군에 관한 이야기를 시작했습니다.

손목터널증후군이란?

컴퓨터, 스마트폰의 사용이 늘어나면서 손통증과 저림을 호소하며 견우한의원을 찾는 사람들이 늘고 있습니다. 대표적인 원인 질환 중 하나는 손목터널증후군입니다. 스마트폰의 보급이 빨라지면서 10대, 20대까지도 관련 질환으로 내원하고 있습니다.

손목터널증후군은 손목에서 흔하게 발생하는 압박성 신경병증으로 남성보다 여성에게 잘 나타납니다. 단순한 손목 근육통으로 가볍게 여기고 지나치는 경우가 많은데 제때에 적절한 치료를 하지 않으면 후유장애를 남길 수 있습니다.

환자분의 경우 1년 전 오른손이 저리기 전부터 2~3년 전에도 가끔 찌릿한 느낌이 있었다고 합니다. 과사용을 해서 그런가 보다 하고 넘겼는데 작년부터는 심한 저림으로 변했다고 합니다. 증상이 가볍다고 하여 그냥 넘기기보다는 초기에 적절한 치료를 받는 것이 매우 중요합니다.

손목터널증후군이란 손의 힘줄과 신경이 지나가는 통로인 손목터널(팔목터널)이 여러 가지 원인에 의해 좁아지거

나 압력이 증가하면서 이곳을 지나는 정중신경이 압박을 받아 손통증과 손저림을 유발하는 증후군입니다.

'손목수근관증후군, 수근관증후군, 정중신경염, 수근굴증후군, 팔목터널증후군, 수근터널증후군'이라고도 합니다.

팔에서 발생하는 신경질환 중에서 가장 흔하게 발생하고, 평생 이 질환에 걸릴 확률이 50% 이상이라고 할 만큼 발병률도 높은 편입니다. 2주 이상 손저림이 지속된다면 목디스크와 감별이 필요합니다.

환자분께는 대학병원에서의 치료가 잘못되었다기보다는 치료 이외에도 일상생활에서 관리가 상당히 중요한데 이런 부분이 효과적으로 전달되지 못하고, 이전과 똑같은 생활습관을 유지하면서 재발이 되었을 가능성이 있다고 말씀드렸습니다.

견우한의원에 내원하는 환자분들 중에 간혹 병원을 오해해 치료가 잘못된 것이라고 생각하고 오시는 분들이 종종 계십니다. 괜찮습니다. 환자는 주치의보다 해당 질환에 대해 더 모를 수밖에 없다고 생각합니다. 그렇다고 하여 결코 화가 나거나 감정이 상하지 않습니다. 제가 더욱 전문적인 모습으로 환자분이 가지고 있는 오해를 시원하게 풀어드리고, 앞으로 치료를 잘 받을 수 있게 다른 방법을 찾아 도와드리면 된다고 생각합니다.

"한의학에서는 어떻게 치료하나요?"
"수술로도 안 됐는데, 한방 치료로 가능한가요?"
"치료받고 나서 다시 재발이 되지 않을까요?"

매일 환자분들을 마주하다 보면 이런 질문을 비롯해 많은 질문들을 받게 됩니다. 오히려 이런 질문을 해주시는 게 다행이라고 생각합니다. 환자분께서도 본인의 질환을 포기하지 않고 치료할 준비가 되어 있기에 이런 질문들을 한다고 보기 때문입니다.

한의학으로 어떻게 치료가 가능한가에 대해서도 그간 연구해 온 자료들과 사례들을 예로 들어 가능한 부분임을 인지시켜 드렸습니다.

"다시 재발이 될까 무섭다." 라는 질문에는 "세상에는 많은 치료가 존재하고 그중에 환자분께 가장 알맞은 최적의 치료 방법을 적용할 겁니다." 라고 답변을 드렸습니다.

손목터널증후군은 손의 과사용을 비롯한 손목 골절이나

탈구, 외상, 류머티즘성 관절염, 통풍, 임신이나 폐경기, 갑상선기능저하증, 비만, 감염이나 외상으로 인한 부종, 당뇨 등으로 인해 수근관의 공간이 좁아지면서 발생하게 됩니다.

직업군은 환자분처럼 손을 많이 사용하는 주부, 컴퓨터를 장시간 사용하는 직장인, 요식업 종사자, 미용사 등에서 호발하는 편이며, 만성 신부전으로 투석을 하는 환자에게 흔하게 발생하는 편입니다.

그동안 다양한 원인을 가진 손목터널증후군 환자들을 치료하고 회복까지 도와드렸기 때문에 충분히 수술 없이도 잘 치료될 수 있을 거라고 안심시켜 드렸습니다.

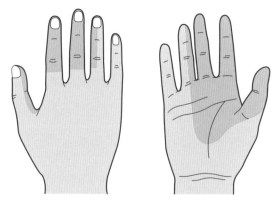

[손목터널증후군 호발 부위]

원인이 다양한 만큼 주치의로서 끊임없이 연구했기에 더 이상 걱정할 필요가 없다고 수차례 말씀드렸습니다. 환자분은 눈물을 보이며 이렇게까지 세심하게 신경을 써주실 줄은 몰랐다며 치료를 시작하기도 전에 감사 인사를 하셨습니다.

혹시 나도? 손목터널증후군 의심 증상

'혹시 나도 목디스크가 아닌 손목터널증후군일까?' 의심하는 분들이 계실 수 있는데 다음과 같은 증상들을 체크해 보면 좋을 듯합니다.

☐ 손가락 1~4지까지 저림 증상이 있다.

☐ 손가락의 무감각 또는 감각 이상이 있다.

☐ 드물기는 하지만 팔, 어깨, 목, 가슴의 통증을 호소하기도 한다.

☐ 손목과 손가락의 기능이 저하됐다.

☐ 위 증상들이 밤에 더 심하다.

☐ 바느질처럼 정교한 동작을 하기가 어렵다.

☐ 물건을 세게 잡지 못해 떨어뜨리기도 한다.

☐ 손을 꽉 쥐려고 할 때면 때때로 타는 통증이 느껴진다.

☐ 병뚜껑을 따거나 열쇠를 돌리기 힘들다.

※ 해당 증상들이 지속되거나 자주 반복된다면 손목터널증후군을 의심해 볼 수 있습니다.

손목터널증후군… 예방·치료하는 생활 수칙

환자분께 티칭해 드렸던 주의사항은 다음과 같습니다. 이미 재발이 된 상황이기 때문에 일상생활에서의 주의사항을 더더욱 신경을 써야 한다고 말씀드렸고, 집안일은 지금처럼 도움을 받을 수 있는 사람을 불러 이어나갈 것을 권장해 드렸습니다.

1 가급적 손 사용을 50%로 줄인다.

2 중간중간에 손을 한 번씩 털어준다.

3 충분한 수면과 휴식을 취한다.

4 과음과 과로를 조심한다.

5 무겁거나 힘쓰는 일을 피한다.

치료 기간 동안 환자분의 편안한 마음을 위해 과음과 과로는 조심하면서 수면은 편한 자세에서 충분히 잘 수 있도록 당부드렸습니다.

환자에게 적용한 치료 방법은 다음과 같습니다.

1 손 사용을 줄이고

2 손목 근육을 풀어주면서

3 원기를 끌어올려 손목 주변 근육과 인대를 강화하고

4 손목 관절의 바른 정렬을 도와주면서

5   기혈을 순환시켜 손목터널의 정상화를 도와주면 괴로움과 고
    통에서 벗어나 이전의 건강한 생활로 돌아갈 수 있습니다.

"원장님 저는 견우한의원에 오기 전까지 너무 우울하고
걱정만 가득했어요. 치료하면서 위로도 많이 받고 수술
없이 회복까지 되니 너무 감사하고 기쁩니다. 이제 걱정
이 돼서 혼자 우는 일도 없고 힘이 납니다."

**환자분이 원하는 대로 수술 없이 회복시켜 드릴 수 있어
서 너무 기뻤습니다. 견우한의원에서 위로를 받고 행복
한 일상을 되찾았다고 하니 이보다 더 감사한 일이 있을
까요?**

우울하고 여러 치료에 지친 마음을 모두 이해합니다. 혼
자 짊어지기보다는 사람을 먼저 생각하는 주치의를 만나
위로 받으면서 치료를 받으셨으면 좋겠습니다. 몸의 병
도 마음의 병도 오래 둘수록 더 악화하기 마련입니다.

앞으로의 행복한 일상을 위해서 용기 내어 내원해 보세
요. 견우한의원의 문은 언제나 열려 있습니다. **가족을 치
료한다는 마음으로 치료에 임하겠습니다.**

나는 "어깨통증" 없이 산다 2

이효근 지음

1판 1쇄 인쇄 | 2024년 9월 10일
1판 1쇄 발행 | 2024년 9월 15일

발행처 | 건강다이제스트사
발행인 | 이정숙

출판등록 | 1996. 9. 9
등록번호 | 03 - 935호
주소 | 서울특별시 용산구 효창원로70길46(효창동, 대신빌딩 3층) 우편번호 04317
TEL | (02)702-6333 FAX | (02)702-6334

정가 18,000원

ISBN 979-11-87415-29-9 13510